Web
動画
付き

これからの
腎不全看護

個別的なケアを実現するための
意思決定支援

インターメディカ

はじめに

　この本は、慢性腎臓病患者のケアに関わる看護師の語りをもとに、看護あるいは医療における実践の知を「見える化」しようと試みたものです。

　腎臓病に限らず慢性疾患をもつ人々へのケアは一筋縄ではいきません。長期のケアが必要となり、病気への反応も人により、状況により異なるからです。マニュアルがあっても、目の前の患者への援助に際しては、その場の状況や患者の個性に応じて、実践方法を工夫する必要があります。特に患者の意思決定を支援するとき、どうやってその人の意思を把握し、その決定を支援できるのか。まだ経験の浅い看護師にとっては、難しい課題だと思われます。

　このような課題に対応するために、私たちは2016年から日本赤十字社医療センター（以下、医療センターと略す）の看護師の皆様と共同して、腎臓病患者と家族への援助方法や、医療センターで長年かかって編み出してきたチームの取り組みなどを聞き取り、まとめる作業を行いました。看護師の語りには、現場の看護実践の知（実践知）がたくさん含まれていましたので、今回、書籍としてさらにまとめ直しました。

　Chapter1と2には、患者、家族への援助を行う際の基本的な考え方を整理しています。

　特に意思決定支援をする際には、患者それぞれの価値観などを尊重する個別的なケアが重要となります。そのためには患者を理解することが大切です。意思決定支援、セルフケア支援などの考え方と、その基本として個別性や患者理解に関する考え方を紹介しています。

　Chapter3では、具体的な患者を想定し、意思決定支援の実際を紹介しています。

患者と看護師との対話を読みながら、その人の状況にあった支援がどのように行われたか、読者の皆様と一緒に支援方法を考えられる内容となっています

　Chapter4では、医療センターで実際に行われている外来や病棟での実践のしくみを紹介しています。カンファレンスや記録方法、面談の方法、ピアラーニングなど、医療センターで医師や看護職などのスタッフがつくりあげた医療や看護のしくみや方法を具体的に説明しています。

　最後にChapter5では、意思決定支援に必要な知識をまとめています。

　どのChapterから読んでも、読者の皆様が自分なりの実践を考えるうえでのヒントがあるのではないかと考えています。皆様のそれぞれの現場で、新たな方法やしくみなど、実践知を生み出すための参考に活用してくださることを願っています。

　最後に、日本赤十字社医療センターの看護部、そして腎臓内科の医師、看護師、臨床心理士、栄養士等スタッフの皆様、そして書籍としてまとめる作業にご尽力いただきましたインターメディカ社長の赤土正幸様、関係者の皆様に深く感謝申し上げます。

2020年5月吉日

日本赤十字看護大学

守田美奈子／本庄恵子

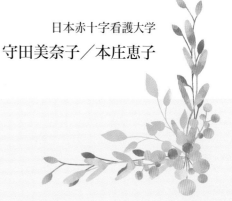

「これからの」腎不全看護

　昨今の「医療制度改革」、「働き方改革」推進により、看護の現場も大きく変化しています。医療の高度化・複雑化、在院日数の短縮化が進められるなか、業務の効率性・合理性が求められ、なおかつ質の高い看護の提供も必要とされている状況にあります。

　そのように多忙な仕事に追われるなかで、看護のやりがいを見失いそうになることもあるでしょう。しかし、私たち看護職は、誰しもが患者さんにとってよい看護を提供したいという思いを持って、日々働いていると思います。

　日本赤十字社医療センター看護部の理念は「私たちは、その人が生きる力を引き出すことを支援し、看護の独自性を追求し、創造性の高い看護を提供します」です。この理念は、まさに現在の日本の社会や医療情勢の変化のなかで求められていることだと思います。

　私たち看護職は、病を抱えながら生きていく患者さんが、健康的に自分らしく生活していけるよう支援することを目指しています。そのためには、患者さんが潜在的に持っている力、つまりセルフケアの力を引き出していくことが大事になると思います。

　患者さんが持つセルフケアの力を引き出し、その力を伸ばす支援とは、どういうことでしょうか。病いを抱えながら生きていくということは、病院に限らず、在宅、福祉施設、どの場所においても、患者さん自身が、自分が持っている力を信じて、自分が選択した方法で、自分らしく主体的に生活していくことです。

　看護職は、医療の視点に加えて、患者さんの置かれた状況・育った環境・生活背景・価値観を考慮して、その患者さんにとって最善の方法を一緒に考えていきます。そのためには、患者さんと医療者が持っている知識や情報を共有し、そして、患者さんが主体的に意思決定できるよう支援していくことが大切になります。

腎不全の患者さんの医療や看護に関わる職種は多領域にわたります。各専門職がチームとなって、患者さんが主体的に生活できる方法を見つけ、自分らしく生活できるよう支援することが要になります。看護職には、そのチーム医療の核として、看護の専門性を発揮することを切に期待します。

　高度医療・高速化のなかで、標準化された医療が重視される現在、多忙な業務に追われるなかでも、看護の本来の役割を果たす専門性を発揮し、看護を通して「患者の幸せへの支援」を実践できたとき、患者とともに成長した自己を実感し、やりがいに繋がると信じております。

　本書は「腎不全看護」の事例に基づいて記載されておりますが、「個別的な看護実践」「意思決定支援」「意思決定支援を支える看護ケア」は、すべての患者さんに共通する看護の基本だと思います。患者さんが主体的に意思決定し、生活していける力を身に着けていけるよう支援すること、まさに「これからの看護」だと実感しています。本書の内容を日々の看護実践のなかで活用していただければ幸いです。

　最後に、本書の刊行にあたり、日本赤十字看護大学の守田美奈子学長、本庄恵子教授と当センター血液浄化センタースタッフと幾度にもわたる論議を重ねてまいりました。その中で先生方にはご指導、ご協力いただきましたことに心から感謝申し上げます。さらに、インターメディカ社長・赤土正幸様はじめ本書の制作に加わっていただきましたスタッフの方々に厚く御礼申し上げます。

2020年5月吉日

日本赤十字社医療センター

川上潤子

CONTENTS

はじめに　守田美奈子／本庄恵子……………………………………………………… 2

「これからの」腎不全看護　川上潤子………………………………………………… 4

Chapter 1

腎不全看護とは ……………………………… 11

腎不全看護における個別的な看護支援 ……………………………… 12

　　幸せのかたちを実現する個別的な看護支援………………………… 12

　　個別的な看護支援の理念：一人ひとりに合わせた看護を………… 12

　　手がかりとなる現象学的アプローチ………………………………… 14

腎不全看護における意思決定支援 …………………………………… 15

　　意思決定支援の変遷…………………………………………………… 15

　　医療者と患者の"専門性"を生かした意思決定支援 ……………… 16

　　腎不全看護は意思決定支援の繰り返し……………………………… 17

これからの腎不全看護のためにできること ……………………… 18

Chapter 2

個別的な看護の実践
患者の個別性に即した看護を行うために …………… 21

個別的な看護の手がかりとなる現象学的アプローチ ………………… 22

　　その人の経験を内側から理解し、その人に合った看護を行う……… 22

　　人間を理解するための5つの視点…………………………………… 24

　　患者理解のために……………………………………………………… 30

個別的な腎不全看護へのステップ
一人ひとりの意思決定を支えるために ……………………………… 31

　　その人らしく幸せに生きることを支えるということ……………… 31

　　ケアの方針①その人を理解する……………………………………… 32

　　ケアの方針②信頼できる関係をつくる………………………………………32

　　ケアの方針③セルフケアを支える………………………………………33

　　ケアの方針④当事者の意思決定を支える………………………………35

　　ケアの方針⑤多職種で取り組む…………………………………………35

Chapter **3**

意思決定支援の実践 ……………………… 37

腎不全保存期から腎代替療法選択まで …………………………………38

　　腎代替療法導入に向けた初回の面談……………………………………38

　　腎代替療法導入に向けた関係づくり……………………………………42

　　ピアラーニングの提案……………………………………………………46

　　腎代替療法の選択…………………………………………………………48

　　腎代替療法導入に向けての事前準備……………………………………51

腹膜透析導入期 ……………………………………………………………54

　　手術前日の導入前カンファレンス………………………………………54

　　手術後のケア………………………………………………………………58

　　中間カンファレンスで退院後の生活イメージの共有…………………60

　　退院前カンファレンスで、退院後の支援体制の確認…………………63

透析維持期 …………………………………………………………………66

　　トラブル発生………………………………………………………………66

　　やがて残存腎機能が低下…………………………………………………70

　　退院後の自宅訪問　………………………………………………………73

　　再度の療法選択……………………………………………………………76

　　身体的変化に伴う支援の検討……………………………………………78

　　血液透析へ移行……………………………………………………………82

　　転倒をきっかけに最期のときの透析について考える…………………86

エンド・オブ・ライフ期 …………………………………………………89

　　患者の意向に沿った家族の意思決定……………………………………89

CONTENTS

Chapter 4
意思決定を支える看護ケア ································ 93

外来時の看護ケア ································ 94
外来時の医療提供のしくみ ················ 94

[外来時の看護ケア①] 外来カンファレンス ·············· 96
カンファレンスの目的 ····················· 96
外来時に行うカンファレンス ·············· 97
外来診療前のカンファレンス ·············· 98
外来診療後のカンファレンス ············· 102

[外来時の看護ケア②] 面談 ························· 104
面談の目的 ······························· 104
面談実施の判断基準 ······················ 105
面談の構成 ······························· 106
面談時の工夫 ····························· 108
患者と家族の関係性を考慮した面談方法 ····· 110
"面談をしない"という判断 ················ 112
面談の継続 ······························· 112
面談における医療者の専門性の活用 ········ 116
看護師専門外来による個別面談 ············ 118

[外来時の看護ケア③] ピアラーニング ················ 120
ピアラーニングの目的と意義 ·············· 120
ピアラーニングの準備 ···················· 123
ピアラーニングの実施 ···················· 125
ピアラーニングの工夫と注意点 ············ 126

[外来時の看護ケア④] 学習支援 ···················· 128
腎臓教室 ································· 128
個別学習支援 ····························· 133

透析導入決定後の看護ケア ······················· 136

[透析導入決定後の看護ケア①] 導入時カンファレンス ················ 138
　導入時カンファレンスの目的 ·············· 138
　導入前カンファレンス（腹膜透析導入の例） ·············· 138
　中間カンファレンス（腹膜透析導入の例） ·············· 141
　退院前カンファレンス（腹膜透析導入の例） ·············· 142

[透析導入決定後の看護ケア②] 退院後療養者訪問 ················ 143
　退院後療養者訪問の目的と意義 ·············· 143
　退院後療養者訪問の対象者 ·············· 144
　退院後療養者訪問の実際 ·············· 145

Chapter **5**
意思決定支援に必要な基礎知識
················ 149

慢性腎臓病という疾患 ·············· 150
　慢性腎臓病（**CKD**）の特徴 ·············· 150
　慢性腎臓病（**CKD**）の定義と腎機能障害の区分 ·············· 151

透析導入のタイミング ·············· 152
　旧厚生省研究班の透析導入基準 ·············· 152
　ガイドラインによる透析導入の目安 ·············· 152
　患者向けのパンフレットによる透析導入の目安 ·············· 152

腎代替療法 ·············· 154
　腎代替療法の概要 ·············· 154
　血液透析（**HD**） ·············· 156
　在宅血液透析（**HHD**） ·············· 160
　腹膜透析（**PD**） ·············· 161
　血液透析併用療法 ·············· 167
　腎移植 ·············· 169
　生活場面に合わせた透析療法・腎移植の比較 ·············· 172
　透析非導入という選択 ·············· 172

執筆者一覧

【監修】

守田美奈子　日本赤十字看護大学　学長

川上潤子　　日本赤十字社医療センター　看護部長

【執筆】

守田美奈子　日本赤十字看護大学　学長

本庄恵子　　日本赤十字看護大学　成人看護学　教授

加藤ひろみ　日本赤十字社医療センター　整形外科病棟　看護師長

今井早良　　日本赤十字社医療センター　血液浄化センター　透析看護認定看護師

藤原玲子　　日本赤十字社医療センター　血液浄化センター　看護師主任

矢野京子　　日本赤十字社医療センター　血液浄化センター　看護師

木下希美　　日本赤十字社医療センター　血液浄化センター　看護師

【編集協力】

古川祐子　　前 日本赤十字社医療センター　副院長兼看護部長／
　　　　　　日本赤十字看護大学　看護管理学　准教授

Chapter 1

腎不全看護とは

　糖尿病や高血圧の増加に伴い、 慢性腎臓病(chronic kidney disease：CKD)の患者が増えています。 日本人の慢性腎臓病患者数は約1,330万人と推定され、 この数字はじつに成人約8人に1人が慢性腎臓病に罹患していることを意味します。

　慢性腎臓病は、 ほかの慢性疾患と同様に、 生活習慣病といわれる病気です。 健康を維持するための生活の調整が課題となります。

　"病いの主役"は、 患者自身です。 医療者の役割は、 患者が自分の生活を調整しながら自分の生活や人生を豊かに過ごすことができるよう側面からサポートすることです。

　患者が主役となる看護を提供するためには、 患者の意思を大切にし、 その選択や決定を尊重するための支援を中心に看護を実践することが大切です。

　Chapter1では、 その際のキーワードになる「個別的な看護支援」と「意思決定支援」について述べます。

腎不全看護における個別的な看護支援

　慢性腎不全は、罹患すると長い期間を経て末期腎不全に至ることが多い疾患です。病いを抱えながら生活することがどのような意味を持つのかは、患者一人ひとりで異なります。そのため、患者それぞれのライフスタイルや、価値観・死生観、考え方などを理解する必要があります。

幸せのかたちを実現する個別的な看護支援

　ケアの究極的な目標は、病気や障害を持っていても「**患者・支援者（家族など）が幸せだと思えること**」です。

　腎不全看護においても同様で、患者の生活の質（quality of life：QOL）を高め、その人らしさを支援することが、とても大切です。

　幸せのかたちは人によって異なります。"その人にとっての幸せのかたち"を見つけて、それを実現できるように支援する必要があります。そのとき重要になるのが「個別的な看護支援」という視点です。

個別的な看護支援の理念：一人ひとりに合わせた看護を

　腎不全の治療・療養には、塩分制限などの食事療法、運動療法、血圧コントロールと、それらから生じるストレスへの対応など、生活行動やライフスタイルの修正が必要となります。

　患者自身が自分で考え、選び、行動していくことによって、患者の生活は営まれます。生活行動を行うのは患者自身であり、医療者は患者一人ひとりの価値観に基づいた意思決定を支えることで、患者の生活を支えることになります。

　食べること、動くこと、眠ることなどの生活行動は、人間にとって共通のニードです。一方で、何をどのように食べ、何時間くらい眠るのかなど、生活行動のスタイルは、人によって異なります。

COLUMN 　疾患と病い

　「病む」には、疾患（disease）と病い（illness）があります。

　ラブキンによると、疾患（disease）は「人体の構造と機能の変化のような生物学的モデルを基盤とした視点」であり、病い（illness）は「症状や苦しみを伴う人間の体験」であるとしています[1]。

　医療者は疾患だけでなく、体験としての「病い」に焦点を当ててケアを行います。

　ニード論で著名なV・ヘンダーソンは、人間の行動はそれぞれの人が持つ基本的欲求に根ざしているとし、次のように個々の生活様式の多様性を指摘します[2]。

> 人間には共通の欲求があることを知ることは重要であるが、それらの欲求がふたつとして同じもののない無限に多様な生活様式によって満たされていることも知らなければならない。

　慢性疾患である腎不全のケアは、**患者の生活の多様性を重視する**ことが大切です。患者一人ひとりのライフスタイルや仕事への向き合い方、病気への向き合い方やどこからそれらが生まれてくるのかを医療者が理解するように努めます。

　そのうえで患者自身が病気とうまくつきあい、健康を維持できるための方法を、**患者と医療者がともに考え、実践するための看護支援の方法**を工夫することが重要です。

患者の多様性を重視した
看護支援の方法を創造する

COLUMN　個別的な看護って何？

　個別的な看護という言葉は、皆さんにとってなじみのある言葉だと思います。
　具体的にどのような看護が個別的な看護といえるのでしょう。
　漆畑[3]は、日本語で書かれた30の文献を分析して、次のように定義しました。

【個別性のある看護】

　「対象者の状態を望ましい方向へ移行するために、対象の置かれている状況およびその背景を把握し、それをもとに既存の看護を組み合わせる、調節・変更・改善することで創造される看護」
　この定義で述べられているように、患者の置かれている状況や背景を理解することが個別的な看護の要件になります。
　そして、「看護を創造すること」が重要なキーワードになります。

手がかりとなる現象学的アプローチ

　筆者らは、これまでいろいろな腎不全患者との出会いを通して、患者の状況や心理状態などをカンファレンスで話し合ってきました。その経験を通して、**患者の個別性を認識する鍵になるのが、患者の置かれた状況や患者の関心、価値観にある**と考えるようになりました。

　患者がどのような健康状態にあっても、QOLを高めながらその人らしく腎不全とともに生活すること、つまり"生きる力"を支援していくことが大切です。そのためには、対象を一人の「個人」として総合的にとらえ、"疾患"をみる「医療」の視点に加え、生きていく営みといえる「生活」の視点を持って"個の人"をみることに看護専門職としての価値を置くことが求められます。

> 患者の個別性を
> 認識するためには
> 患者の置かれた状況や
> 患者の関心、価値観に
> 目を向ける

　このような看護実践にヒントを与えてくれるのが、「現象学的なアプローチ」です。P・ベナーとJ・ルーベルの著書『現象学的人間論と看護』[4]は、人間にとっての関心や状況の意味を述べながら、人間理解の大切さを述べています。詳しくはChapter2でふれます。

COLUMN　個別化医療

　近年、医療の世界では、個別化医療[5]（personalized medicine）という言葉が使われています。これは一人ひとりの遺伝情報の特性に合わせて、その人に適した治療法を選択するなど、個人に合わせた治療計画の実践を意味する言葉です。つまり、遺伝情報が人間の個別性を見分ける鍵となっています。

　看護は全体的な存在として人間をとらえる立場ですから、個別性のとらえ方については医学とは別のアプローチで考えていく必要があります。そのことについて、これから述べていきます。

腎不全看護における意思決定支援

個別的な看護のためには、「意思決定」が重要となります。

意思決定支援の変遷

保健医療における意思決定は、誰が決めるかという意思決定の主体によって、パターナリズムモデル（paternalism model：父権主義モデル）、シェアードディシジョンモデル（shared decision model：協働的意思決定モデル）、インフォームドディシジョンモデル（informed decision model：情報を得た意思決定モデル）の3つのタイプに分かれるといわれています[6]。

意思決定支援の変遷を概観しますと、古くは、パターナリズムという、医療者を中心に意思決定がなされるという形が多くとられてきました。専門家主導の意思決定モデルで、医療者が受援者のためによいと思うことを進め、医療者が主導した意思決定といえるでしょう。人々が高学歴化し、マスメディアでも健康に関する情報が多く発信される今日では、このような意思決定の方法は、少なくなってきたといえるでしょう。

最近では、一人ひとりの生活や意思を尊重する医療が重要とされはじめ、意思決定支援においても、協働的意思決定（shared decision making: SDM）が重視されています。協働的意思決定（SDM）は、**医療者と患者とが、互いの持つ情報を共有し、話し合い、協働して意思決定をしていくもの**です。

> SDM は医療者と患者が
> ともに持つ情報を共有し
> 意思決定をしていくモデル

近年は、パターナリズムから脱却し、協働的意思決定（SDM）に向かう流れができています。

　筆者らは、医療者と患者が話し合い、協働して意思決定する方法としての協働的意思決定（SDM）は、有用と考えます。

　腎不全領域では、保存期から透析導入期、維持期、エンド・オブ・ライフ期まで、医療者は長期にわたり患者と関わります。その各期で医療者は、患者と話し合い、一人ひとりに関心を寄せ、患者の生活世界を理解し、療法選択をはじめとする協働的意思決定（SDM）を支援しているといえます。

医療者と患者の"専門性"を生かした意思決定支援

　医療者には医療者の専門性がありますが、患者にも患者の専門性があります[7]。

　たとえば、状態が悪化していく予兆を自分の身体の感覚を通してとらえる人も多く、それは、患者ならではの専門性といえます。

> 患者には
> 自分の生活のなかで身につけた
> 自分なりの「知」に専門性を
> 備えている

　協働的意思決定（SDM）では、医療者の専門性と患者の専門性を生かしながら行うことが重要です。

COLUMN　医療者と患者の専門性

　近年、「素人の知（lay expertise）」「患者の専門性（patient expertise）」が、着目されるようになっています。松繁[7]は、患者・医師双方が、異質ながらも各々の「専門性」を備えた存在であるとしています。

　慢性腎不全領域に関わる医療者は、医師、看護師、臨床工学士、管理栄養士、理学療法士、臨床心理士、訪問看護師、とさまざまで、それぞれの専門的な視点から、慢性腎不全患者を支えています。

　一方で、慢性腎不全とともに生きる人は、自分の生活のなかで、自分の体調の変化を敏感にキャッチする知恵を有していたり、自分なりの体調を整える方法を編み出したりしており、病気とともに生きるなかでの「知」を有しているといえるでしょう。

　協働的意思決定（SDM）は、このような医療専門家の知（専門性）と、慢性腎不全とともに生きる人の知（専門性）を生かした意思決定支援モデルであると考えます。

腎不全看護は意思決定支援の繰り返し

　腎不全看護における大きな目標は、医療者の支援のもと、患者自身が自分のライフスタイルに合った治療法を選択し、"生きる力"を取り戻してもらうことです。"病いの主役"である患者が、自分が望み、決めたやり方で病いとともに歩んでいく、そのことを助ける意思決定支援が求められます。

　腎不全患者が最初に向き合う大きな意思決定支援の場面は、「腎代替療法の選択」です。
　特に慢性腎不全は一度罹患すると「治ること」はありません。罹患した患者は誰であれ、保存期を経て、腎代替療法を選択する場面と向き合うことになります。
　療法の選択をする場面では、患者や家族が抱く感情はさまざまです。療法の選択は、患者の人生を大きく左右するものです。そのときの患者や家族の心理的葛藤は、計り知れません。したがって療法の選択の支援は、患者や家族の思いを受け止め、寄り添うことから始まります。そのうえで医療者は、透析医療（移植医療）や、治療に関連する社会保障制度、医療費など、必要な情報を的確に伝え、患者の心配や不安を減らし、患者が「自分の意思」で選択できるようサポートします。

　腎不全看護においては、透析導入時だけが意思決定支援を行うタイミングではありません。腎代替療法を決定したあとも、環境の変化、社会や家庭での役割の変化、心理的な変化など、患者には絶えず変化が起こります。加齢とともにできなくなることも増えていくでしょう。今後どのように生きていきたいのか、人生の最期をどのように、どこで迎えたいのかなど、腎代替療法選択に限らず、慢性腎不全という病いとともに生きる患者に対して、そのときどきで「その人にとっての最善策」は何かを考える必要があります。
　患者がどのような経過をたどり、そのときどきでどのようなケアが必要となるかについての一例を、のちほどChapter3で、Aさんの事例をもとに解説します。

> 腎不全看護とは、
> 人生の最終段階まで
> 絶え間なく
> 繰り返される患者の
> 意思決定への支援

これからの腎不全看護の
ためにできること

　本書で解説する内容は、私たち日本赤十字社医療センターと日本赤十字看護大学がこれまで取り組んできた、腎不全看護における個別的な看護と意思決定支援の方法です。筆者らがこのような腎不全看護を実践するに至るまでには歴史があります。

　2008年ごろは透析室の看護師が患者と顔を合わせるタイミングは、透析導入が決まってからということが通常で、透析室の看護師が保存期から患者と関わることはありませんでした。そのため、体調不良を主訴に受診した結果、その日のうちに緊急で透析を導入しなければならなくなったという患者も少なくありませんでした。

　緊急に透析導入を行う患者は、計画的な透析導入に比べて、心や身体の受け入れの準備が十分にできないケースが多いです。そのため、患者には多くの負担がかかっていました。
　一方で、現場の看護師にとっても「緊急」のため、予定していなかった透析用カテーテル挿入の準備や介助などの業務に追われ、日々の業務が煩雑になっていました。
　私たちは、患者にとっても看護師にとっても負担の大きい現状に疑問を感じ、何とか改善できないか、そのための方策を模索するようになりました。

　はじめに、慢性腎不全の患者が透析導入に至るまでに長い期間を要する点に着目し、いわゆる腎不全保存期からの関わりを行うことで、緊急透析導入を減らし、計画的な透析導入につながるのではないかと考えました。いくつかの施設での見学を経て、2008年11月より集団腎臓教室を開き、保存期患者への看護介入を始めました。

　しかし、その後も緊急透析導入が続いたため、次に着目したのは個別対応の必要性でした。
　それまで腎代替療法選択の説明は、外来診療時に医師が行っていました。しかし限られた診療時間のなかで、医師が時間をかけて十分な療法の説明をすることは困難でした。そこで2009年1月より、看護師による個別の説明を開始しました。
　医師から依頼を受けた患者に対して、看護師が患者・家族に腎代替療法説明を行い、患者自身が納得したうえで治療法を選択し、計画的透析導入につなげることを目指しました。これを機に緊急透析導入が減少し、現在は「その人らしい人生が歩めるように大切にしたいことの実現を目指す」という目標が加わりました。

　このような経緯のなかで筆者らは、**多様なライフスタイルや価値観、家族・社会関係を持つ腎不全看護の核となるものが「個別的な看護」と「意思決定支援」**と考えるようになりました。

　また同時に、これらの看護を実践するためには、看護師だけでなく、医師など多職種と連携して医療を提供するとともに、その人の暮らしのなかで、より自立した生活に向け患者の意思を大切にして、それを互いに確認していく必要があることにも気がつき、実践するようになりました。

＊　　＊　　＊

　標準化された医療が重視される傾向にある現在、「患者の幸せへの支援」を考えたとき、慢性腎不全のような慢性疾患には、ガイドラインなどに示される標準的な方法だけでは限界があります。必要な保健・医療・福祉と連携・調整し「生活の質（quality of life：QOL）」を維持し、一人の「個人」である患者の尊厳を保ち、最期までその人らしく生活できるように支援していく必要があると筆者らは考えています。

　実際にどのように多職種と連携しながらの看護ケアを行っているかについて、Chapter4にまとめました。また、Chapter5では、腎不全看護での個別的な看護と意思決定支援を実践するうえで最低限必要となる知識をまとめました。

　腎不全看護に携わる皆さんの実践の質を高めていくために、本書が役立つならば、これ以上に幸いなことはありません。

「個別的な看護」と
「意思決定支援」が
腎不全看護の核である

文献

1) Lubkin I. & Larsen P.（2002）／黒江ゆり子訳（2007）『クロニックイルネス：人と病いの新たなかかわり』医学書院 , p3.
2) Henderson V.（1969）／湯槇ます・小玉香津子訳（1995）『看護の基本となるもの』日本看護協会出版会 , p18.
3) 漆畑里美（2009）「「個別性のある看護」に関する概念分析」『日本看護技術学会誌』8（3）：74-83.
4) Benner P. & Wrubel J.（1989）／難波卓志訳（1999）『現象学的人間論と看護』医学書院 .
5) 厚生労働省「医療イノベーションに向けた主な取組」
  （https://www.mhlw.go.jp/stf/shingi/2r9852000002b2wi-att/2r9852000002bbr0.pdf）
  ［2020/04/01 アクセス］
6) 中山和弘・岩本貴（2012）『患者中心の意思決定支援：納得して決めるためのケア』中央法規 .
7) 松繁卓哉（2010）『「患者中心の医療」という言説：患者の「知」の社会学』立教大学出版会 .

Chapter 2

個別的な看護の実践

患者の個別性に即した看護を行うために

慢性腎不全での療養は、一人ひとり異なる生活の営みのなかでなされるものです。そして、慢性腎不全とともに生きる人の体験は、一人ひとり異なるものです。その人を理解し、その人に合わせた支援が、看護の核となります。

患者一人ひとりに合わせた個別的な支援は、どのように行えばよいのでしょうか?

Chapter2では、個別的な看護の実践を行う手がかりとなる「現象学的アプローチ」や、その人らしく生きることを支える「個別的な腎不全看護へのステップ」について論じます。

人間を理解するための5つの視点

　P・ベナーとJ・ルーベルは、その著書『現象学的人間論と看護』で現象学的な立場から人間を理解する見方や看護の役割を論じています。特に第2章では、「人間とは己を解釈する存在である」[11] という現象学的な人間観に基づき、以下の見方について詳細な説明をしています（図2-1）。

図2-1　ベナーとルーベルの人間を理解するための5つの視点

①身体に根ざした知性

②背景的意味

③気遣い・関心

④状況

⑤時間性

　以下では、この5つに注目するとどのように慢性腎不全を病む人への理解が深まるかを考えてみたいと思います。

視点①：身体に根ざした知性（身体知）

　身体というと、医療者は、医学・生理学的な身体をまず頭に浮かべます。しかし、それは身体の一面にしか過ぎません。

　私たちの身体は、感じ、動く身体であり、考える身体でもあります。自転車に乗り、ダンスをし、走ることもできます。

　身体はさまざまな能力（知）を持っています。自分で動けない患者の身体を支え起こすなどの看護の熟練した技能は、看護師が持っている身体に根ざした知性といえます。

　また私たちは、日本という文化のなかで、箸を使い、自然にお辞儀をするなどの動作を無意識に行っています。これらは文化のなかで習慣的に培ってきた身体の知です。患者は一人ひとり、このような習慣的・文化的な土壌のなかで育んだ身体の知を持っています。

　しかし病気になると、これまで培ってきたその人の身体の知の変更に加え（あるいはそれを修正して）、新たな身体の知を備えていかなければならない場合があります。

　自分の身体の異変を感じ、その意味を知ることや、腹膜透析などの治療法を学び、身につけることなどは、まさに身体の知の組み換えを必要とすることがらといえます。

　それらの技能は、単に知識として知るだけでなく、治療に必要な手技や手順などを患者自身が自分の身体知として新たに獲得していく必要があります。そのためには習慣化、繰り返しなどが必要となります。

> 患者は一人ひとり、習慣的・
> 文化的な身体知を持っている。
> 慢性腎不全患者になることは、
> そうした身体知を新たに
> 組み換える経験でもある

　新たに獲得しなくてはならないものは、身体知としての技能だけではありません。その人が持っている**身体に対する「イメージ」もまた、変容させなくてはならない場合があります。**これまで抱いていた身体イメージから、腹膜透析のために腹部に挿入されたチューブを持つ自分の身体イメージへの変容などがそれにあたるでしょう。

　患者は自分の身体をどのように感じ、とらえているのでしょうか。
　どのような身体の知を持っているのでしょうか。
　それは一人ひとり違います。それを患者との対話のなかから理解していきましょう。

　身体の持つ知性、という点から見えてくる患者理解の視点は、患者の習慣や身体の動きのくせ、あるいは身体イメージを通した自己像への新たな解釈や意味づけをもたらす可能性があります。そのためには看護師は、医学的な身体（病態、病状や症状など）の側面だけでなく、身体の持つ能力や知といった多様な点から理解することが必要となります。

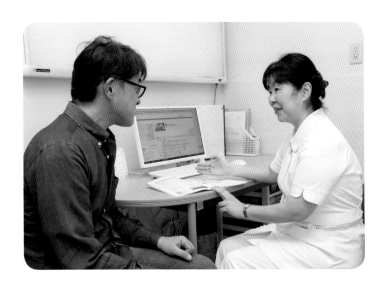

視点②：背景的意味

　その人の背景を知ること、つまり、どのような文化のなかで生活してきたのかを知ることは個別的な看護の視点として従来から指摘されてきたことがらです。具体的にはどのようなことでしょうか。

　ベナーは背景的意味について、「文化によって人に誕生の時から与えられ、その人にとって何が現実とみなされるのかを決定するのが背景的意味である」[12] と説明しています。

　たとえば、その人が生活し、生きてきた時代背景も、背景の一つです。昭和の時代を生きた人、戦時下を生きた人、その人が生きた時代の背景はさまざまでしょう。それは、人が生まれたときにはすでに与えられたものであり、自分で選ぶことはできません。日本という文化、そしてある家族という文化圏のなかで育ったその背景は、その人にとってどのような意味を持つのでしょう。

　背景的意味、それ自体をとらえることは難しいものです。むしろその人の病いの経過や歴史、生きてきた時代についての語りを聞くことで、その人にとっての背景的意味が浮かび上がってくることが多いものです。時代、文化、家族を通して、背景的意味がその人に取り入れられていますが、それは先に述べた習慣的・文化的な身体知や「熟練した技能などの内に埋め込まれている」と、ベナーは述べます。

　したがって、患者がどのような社会あるいは家族のなかで、どのような時代で生活してきたのかを知るだけでなく、その背景はその人にとってどのような意味を持つのか、それを考えることが、患者の言動の意味を理解するうえで重要となります。

背景的意味は人が
生まれたときに
すでに与えられたもの

視点③：気遣い・関心

人間は意識的にせよ、無意識的にせよ、何かに関心を持ち、それに巻き込まれつつ生きている存在だ、とベナーは言います[13]。人への関心、物への関心など、関心にはいろいろな種類があります。

また人は、自分の関心に照らして物事を見て判断し、世界をとらえています。そのため、同じ物を見ていても、それへの関心の持ち方次第で、見え方は異なってきます。

だからこそ、その患者が何に関心を抱いているのか、看護師は、そこに関心を向けることが重要となります。

> 患者が何に関心を抱いて
> いるかに気遣い
> それに関心を向け
> 話をよく聴く

たとえば、透析療法を勧められるが、なかなかそれを承知できないと応える患者は多いと思います。そのようなとき医療者は、透析療法がもたらす生活の変化やわずらわしさ、針を刺す恐怖心などの理由を推測するでしょう。

もちろん医療者の推論は重要です。しかしこのときに、**患者がそもそも何に関心を抱き、何を大切にしたいと思っているのかなどに関心を向け、患者の話をよく聴くことが必要**なのです。

患者の関心事がわかってきたら、その関心がどうやって生じてきたのかをさらに探求します。その過程で、患者にとっての背景的意味や患者の習慣、価値観などが影響し合っていることがわかってくる場合があります。

このような相互の理解のプロセスを通して、患者にとっての透析療法の意味が理解できるようになると、透析療法に関する患者との話し合いの道筋が見えてくるのではないでしょうか。

人はさまざまな状況のなかで生活し、生きています。慢性腎不全患者では、腎不全との長い闘病を経て透析療法の必要性を告げられる"状況"もあれば、急激な腎機能の悪化で透析療法の導入を余儀なくされる"状況"もあります。病気の診断名や治療法は同じであっても、家族背景や職業、友人など、その人が置かれた状況は異なります。患者自身が、どのような状況に自分が置かれているか、置かれた状況の意味づけ方は一人ひとり異なります。

状況のなかでの患者の関心の持ち方や時間のとらえ方が異なるので、状況の持つ意味は一人ひとりで違ってきます。「人間が状況をどのように解釈するかは、その状況の性質とその人がその状況の内に身を置く置き方に左右される」[14] とベナーは述べています。

たとえば、自営業で従業員を雇用している男性で腎機能が悪化し、透析療法を受けざるを得ない状況に陥っている場合を考えてみましょう。

医療者の関心は、患者の健康や命にあるので、すぐにでも透析療法を開始してほしいと考えます。

しかし、男性は自分の店の経営状況、従業員の給与の支払いなどに関心が向き、自分の身体や病いへの関心は二の次になっています。これまで必死で自分の店を経営し、従業員と自分の家族の生活を守ってきた背景が、そこにはあります。

このように、**患者が置かれている状況は、患者自身の関心、背景的意味、身体が培ってきた能力などが関連し合って形成される**もので、患者はそれらに基づいて、状況をとらえ、意味づけをしています。

したがって、医療者の関心と患者の関心がずれたままでは、援助はよい結果を結びません。患者の置かれた状況とその意味づけを理解する方向に医療者の関心が向けば、援助の方向性や関係性も変化していくでしょう。

この可能性を探ることが、患者への援助の糸口を探ることにつながるのです。

病気の診断名や治療法は
同じでも、置かれている
状況のとらえ方・意味は
患者ごとに異なる

視点⑤：時間性

　楽しいことをしているとき時間はあっという間に過ぎるなど、同じ時間でも、短く感じたり、長く感じたりします。それはその人にとっての関心や集中の度合い、意味などによって、経験している時間の感じ方が異なるからです。

　看護ケアでは、1時間、2時間といった「物理的な意味」での時間ではなく、「その人が経験している意味」における時間に関心を向けることが重要です。ベナーは「時間は質的な次元をもち、志向性によって染め抜かれている。時間は物語を作り出すのである」[15] と述べています。

　人が経験している時間は、過去、現在、未来と直線的に区切られているわけではありません。人は過去についての自分の理解や未来への展望と結び付け、現在の意味をとらえています。

　目の前にいる患者にとっても、「いま」という時間は、過去、そして未来への展望とが結び付けられて作り出されています。そして、患者にとっての時間の意味のつながりが、患者独自の物語を生み出すのです。

　慢性腎不全という病いを持ちながらの生活や人生に関して、過去や未来を行きつ戻りつしながら、患者の話を聞くことで、その人の物語が見えてくるでしょう。たとえば透析療法を必要とする患者が、将来展望や未来への感覚を持てなくなるときがあります。ベナーは、このようなとき、「患者が次への一歩を想像し、己を未来へと投企するのを手助けできる」[16] のが熟練した指導者であるとして、看護師が、患者の前進感覚を呼び起こすことができると説明しています。

　これから、何をどのようにしていくかという未来への可能性は、患者にとっての時間が作り出してきた物語を語り合うことで、開けてくるのではないでしょうか。

> 生活や人生に関して、過去や未来を行きつ戻りつしながら話を聞くことで、その人の物語が見えてくる

患者理解のために

　患者を理解するためには、多様な視点から患者の話を聞き、理解することが必要となります。その人を理解するためには、患者が経験していることに少しでも近づく努力が必要となります。

　たとえば、これまで述べてきたことを参考にして、次のような関心を持って患者と話し合ってみてはどうでしょうか（図2-2）。

図2-2　患者に向ける関心（例）

①患者はどのようなことや人に関心を向けているのだろうか。その関心は、どのようにして生まれてきたのだろうか。

②患者はどのような状況に身を置いているのだろうか。病気、家族や仕事は患者にとって、どのような意味を持っているのだろうか。

③患者はどのような時代や社会を生きてきたのだろうか。それは患者にとってどのような背景としての意味を持つのだろうか。

④患者はどのような生活を送っているのだろうか。睡眠や仕事の時間やリズムを患者はどのように経験（感じたり考えたり）しているのだろうか。

⑤患者はどのような身体の習慣を持っているのだろうか。患者が培ってきた身体の知はどのようなものだろうか（生活するうえでの身体が持つ能力としては、掃除、料理、パソコン、手先の動き、メモをする、手紙を書く、記録する、など、さまざまなことがある）。

⑥腹膜透析などの新しい技能を身につける際に、これまで培ってきた身体の知はどのように生かされるのだろうか（患者はチューブにつながれる、あるいはチューブが入った自分の身体をどのように感じ、とらえているのだろうか）。

　患者に関心を向け、理解したいという気持ちを持って患者の話を聞くことで、患者との会話の内容や話題も広がるでしょう。**患者との会話は、患者にとっての意味は何か、を考えるヒントになる**と思います。さらに、患者の語りを、そのまま記録に残すことが大事です。

　また、記録物をもとに、患者の言葉に対するスタッフそれぞれの解釈あるいは判断を、カンファレンスなどで話し合いましょう。その話し合いから、患者理解の幅が広がってくるでしょう。

個別的な腎不全看護へのステップ
一人ひとりの意思決定を支えるために

これまで述べてきたことを踏まえて、看護のステップを整理してみます。

その人らしく幸せに生きることを支えるということ

慢性の病いとともに生きる患者と家族に対し、どこを目指してケアするのか、看護ケアの目標や看護の意味をどのように考えればよいのでしょうか。

患者・家族の生活の質（quality of life：QOL）を維持するために、腎機能の悪化を防ぐことや腎機能を維持することなど、具体的に設定できる目標はあります。その前提を踏まえたうえで筆者らは、究極的な目標は「患者、家族が幸せになること」だと考えます。

最終目標は、その人自身が「自分のこれまでの人生は良かった」と思えることです。 そのために「患者の生きること、生きる意味を踏まえた意思決定支援」が核になります。個別化医療・ケアによる意思決定支援は、「幸せ支援」ともいえます。

「幸せ支援」はケアの全体的な目標ですが、保存期、透析導入期、維持期、エンド・オブ・ライフ期の各期で目標は変わります（図2-3）。

図2-3　各期での慢性腎不全患者へのケアの目標

● 保存期の目標：透析への導入までの期間を少しでも遅らせるようにセルフケア能力を維持し、高めること。

● 透析導入期の目標：患者自身が納得したうえで治療法を選択し、生活を再構築すること。

● 維持期の目標：トラブルなくその人らしく生活すること。

● エンド・オブ・ライフ期の目標：苦しさを軽減し、最期までその人らしく生きることを支えること。

次に目標を達成するために大事にすべき腎不全のための医療・ケアの方針について述べます。

ケアの方針①その人を理解する

　先に述べた①身体に根ざした知性、②背景的意味、③気遣い・関心、④状況、⑤時間性などの視点を手がかりにして、患者と対話し、患者が持っている背景、状況、意味を理解しましょう。

　たとえば、「透析はいやだ」という人の話をよく聞くと、「子どもの頃、透析をしている人を近所で見たことがある。顔色が悪くつらそうで、すぐに亡くなってしまった」などのように、そう考える理由＝物語を話してくれる人がいます。

　なお、このような物語は、医療者や同病者との対話（腎代替療法を受けながら元気でその人らしい生活を送っている人もいることがわかるなど）を通して、新たな物語へと書き替えられることがあります。

> 医療者、同病者との対話を
> 通して、その人の物語が
> 何によって形づくられて
> いるかに注目する

ケアの方針②信頼できる関係をつくる

　腎機能の低下から末期腎不全に至る経過は数十年単位に及ぶこともあります。その間、患者の病いの背景や歴史を共有し、それを踏まえた人間関係を形成することが重要になります。

　医療者と患者の関係は、援助する側と援助される側という一方向的な関係ではなく、同じ目標に向かって歩む同志のような関係となるようにします。そのためには、患者と医療者は「共同体」のような信頼関係を築くことが重要です。

　「共同体」のような信頼関係を築くことで、「その人への理解」が深まっていきます。

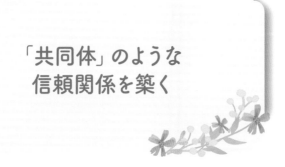

> 「共同体」のような
> 信頼関係を築く

ケアの方針③セルフケアを支える

　腎不全患者のQOLを維持し高めるには、患者自身がさまざまな療養法を学び、自分の生活に合わせて療養法を選択し実践すること、すなわち「セルフケア」が必要です。その人にとって必要なセルフケアを獲得していくためには、一般的な療養法の知識を得るだけでなく、それを自分の生活に合わせて選択し、アレンジしていく必要があります。

　セルフケアができるということは、その行動を身体化していくことでもあります。

　慢性疾患に対する看護のコア・コンセプトの一つとして、セルフケアは、次のように定義されます[17]。

> 　生活者として生きる慢性病をもつ人が目指すゴールとしての「ウェル・ビーイング」を得るために行う、その人自身の取り組みであり、慢性病をもつその人自身の「どうありたいか」を基盤として、活用できる資源と自分自身の力を使って、より良い状態を得ることである。

　セルフケア支援では、患者に応じた個別的な看護をすることが重要になります。そして、セルフケアの基盤となる「どうありたいか」を知るためには、患者その人への理解が欠かせません。

　その人の「どうありたいか」を基盤とする「セルフケア」をとらえる視点としては、セルフケアの質問紙（Self-care Agency Questionnaire：SCAQ）の5つの構成概念が参考になります[18][19]（図2-4）。この5つの構成概念は、その人を理解する手がかりとなり、その人なりのセルフケアを検討することに役立ちます。

図2-4　セルフケアの質問紙(SCAQ)の5つの構成概念とその実践

①健康に関心を向けること⇒自分の身体や健康に関心を向けているか。

②選択すること⇒自分の生活のなかで続けられることを選んでいるか。

③体調を整えること⇒無理をしないなど、その人なりに体調を整えられているか。

④生活のなかで続けること⇒自分なりのセルフケアのコツを覚え、続けられているか。

⑤支援してくれる人を持つこと⇒上手くサポートを得ているか。

その人に合ったセルフケアを獲得するために、その人が「どうありたいか」を知る

　セルフケアを獲得するプロセス、すなわち選択した療養に必要な手技を学ぶことに始まり、それを生活のなかで自ら実践し振り返り、それを維持するために仕事や生活行動の調整などを行うプロセスは、まさに、選択／意思決定の連続です。セルフケアに関しては、医療者の知のみならず、患者の知も融合させながら、その患者に固有のものが生み出されていきます。

　セルフケアの選択／意思決定のプロセスは、慢性腎不全の維持期や療法選択時だけでなく、エンド・オブ・ライフ期にも必要です。
　エンド・オブ・ライフ期のセルフケアというと、思い浮かばないという人もいるかもしれません。たとえば、エンド・オブ・ライフ期には、状況に合わせて苦痛を軽減し、安楽を得るというセルフケアを実施できるようにするという支援があるでしょう。

　私たち看護師は、その人らしく最期まで生きられるように患者自ら実践できる能力（セルフケア能力）を維持し、高められるよう支援を行うことが大切です。まずは、その人を理解することが、その第一歩になるでしょう。

COLUMN　セルフケア支援と意思決定支援（個別的な看護）

　ドロセア・E・オレムは、セルフケアを「自己の生命、統合的機能および安寧に必要な自己の機能を調整するために、自分自身または環境に向けられる行動」としています[20]。すなわちセルフケアは、自分自身もしくは環境（医療専門家や家族など）の力を活用しながら、自分にとってのよりよい状態を得ることといえます。
　また、オレムは、セルフケアを「意図的な行動」とし、セルフケアを行うための能力の一つに「意思決定」を挙げています[21]。このことから、セルフケアは、単に行動ができるかどうかということではなく、その人の「こうありたい」を実現させるための意思決定を内包する行動といえるでしょう。
　このように、セルフケアを支えるということと、意思決定支援は連動しているということを、医療者は理解しておく必要があると考えます。

ケアの方針④当事者の意思決定を支える

治療選択や療法といった面だけでなく、当事者にとって生きる意味は何かという、個人の価値観に基づいた意思決定支援が重要です。

透析導入時だけでなく、慢性腎不全の各時期において重要な課題となることがらに対して、適切な意思決定が行えるように支援します。

腎代替療法の選択を支えるときにも、その患者固有の物語を理解することが基盤となります。それぞれの腎代替療法の利点やリスクを一般論的に説明するのではなく、その人の生活／物語を理解して、療法選択を支えることで、個別的な看護を実践していきます。

たとえば、「この療法を選択したとき、こんなふうにすれば、あなたらしい生活が維持できます」というように、その人のどう生きたいかを理解しながら、それぞれの療法を選択したときの具体的なイメージができるような関わりが重要といえるでしょう。

> 個別的な看護とは
> 当事者にとっての
> 生きる意味や
> 個人の価値観を理解し
> 支える支援

腎不全看護における意思決定支援とは、腎代替療法選択時に限られるわけではありません。先ほども述べたように、選択した療養に必要な手技を学ぶことに始まり、それを生活のなかで自ら実践し振り返り、それを維持するために仕事や生活行動の調整を行うなど、セルフケアの実践とは、まさに選択／意思決定の連続です。したがって、**セルフケア支援においても、絶えず、その人の意思を尊重し、意思決定を支えるという自覚を、私たちが持つ必要があります。**

ケアの方針⑤多職種で取り組む

慢性腎不全とともに生きることを支える医療では、医師、看護師、臨床工学士、管理栄養士、臨床心理士、薬剤師、医療ソーシャルワーカー（medical social worker：MSW）など、多職種が互いを尊重し、連携・協力し合うことが重要です。また、そのための体制をつくることが大切です。

とりわけ、**意思決定支援のような個別的な支援を行ううえでは、どの専門家が患者との対話を行い、その人固有の経験（物語）を理解するかを検討すること**が重要です。

　対話する専門家は、職種で決めるのではなく、その患者と一番信頼関係を築いている者とするのがよいでしょう。「その人を理解するための対話」を誰が担うのがよいか、多職種カンファレンスなどで吟味するのも一つの方法だといえます。

　対話で理解した内容は、記録に残し、医療者間で共有し、患者一人ひとりの固有の経験を理解し、それに基づいた個別的な医療・看護を行うことが大切です。

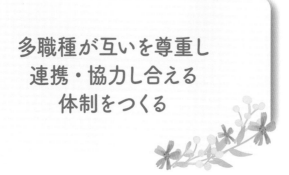

多職種が互いを尊重し
連携・協力し合える
体制をつくる

文献
1) 角田ますみ（2019）『患者・家族に寄り添うアドバンス・ケア・プランニング：医療・介護・福祉・地域みんなで支える意思決定のための実践ガイド』メヂカルフレンド社, p24-25.
2) Henderson V.（1969）／湯槙ます・小玉香津子訳（1995）『看護の基本となるもの』日本看護協会出版会, p18.
3) 榊原哲也（2018）『医療ケアを問いなおす』（ちくま新書）、筑摩書房, p34.
4) 同書 p31.
5) Benner P. & Wrubel J.（1989）／難波卓志訳（1999）『現象学的人間論と看護』医学書院.
6) ジーン・ワトソン著, 稲岡文昭, 稲岡光子, 戸村道子訳（2014）『ワトソン看護論：ヒューマンケアリングの科学 第2版』医学書院.
7) 池川清子（2006）『看護：生きられる世界の実践知』ゆみる出版.
8) 西村ユミ（2001）『語りかける身体　看護ケアの現象学』ゆみる出版.
9) 村上靖彦（2018）『在宅無限大』医学書院.
10) 村上靖彦（2013）『摘便とお花見』医学書院.
11) Benner P. & Wrubel J.（1989）／難波卓志訳（1999）前掲書 p46.
12) 同書 p53.
13) 同書 p54.
14) 同書 p95.
15) 同書 p72.
16) 同書 p73.
17) 野川道子, 本庄恵子, 東めぐみほか（2016）「慢性看護のコア・コンセプトⅠ 慢性看護に共通する核となる内容：学問領域からみた検討」『日本慢性看護学会誌　特別号』p18.
18) 本庄恵子, 野月千春, 本舘教子（2015）『基礎から実践まで学べるセルフケア看護』ライフサポート社.
19) 本庄恵子総監修, 古川祐子監修（2018）『多職種協働で理念を実践に活かすためのセルフケア支援ガイド：その人らしく生きることを支える』ライフサポート社.
20) Orem. D.（2001）／小野寺杜紀訳（2005）『オレム看護論：看護実践における基本概念 第6版』医学書院, p448.
21) 同書 p244.

Chapter 3

意思決定支援の実践

Chapter2で意思決定のための5つのケア方針を紹介しました。

Chapter3では、Aさんの症例をもとに腎不全保存期から腎代替療法の導入期・維持期を経て、人生の最終段階までをたどり、Aさんの腎不全の各ステージで意思決定支援のポイントとなる場面にフォーカスを当てて解説します。

腎代替療法は、患者・家族にとって人生の転機ともなり得る一大イベントです。Aさんの人生に寄り添った意思決定支援を、具体的にイメージしてみましょう。

【症例】Aさん
- 50代後半（初診時）
  女性／独身
- 原疾患：慢性糸球体腎炎

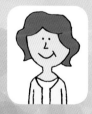

【受診までの背景】

もともと地元であるB県で、高齢の母親と暮らしていました。妹がいますが海外在住のため、年に一度会える程度です。

腎不全の診察・治療は、近所の病院で受けていました。しかし、母親が他界し、独居となりました。

体調を崩すことが増え、独居生活への不安も募ったため、親戚を頼り、B県からC県への引っ越しと転院を決意しました。

住まいは、親戚宅に身を寄せるかたちとなりました。不慣れな土地での生活が始まり、転院先である当院に初受診となりました。

*本書で紹介する症例は、「腎不全看護における意思決定支援」を説明するために設定したものです。登場する人物や背景などは、実在のものではありません。

腎不全保存期から腎代替療法選択まで

療法選択前は、患者の複雑な思い・感情を受け止めて、患者や家族がこれからの人生を踏まえた主体的な療法選択をするためにどのような支援ができるか考えることが重要です。

腎代替療法導入に向けた初回の面談

初診時、Aさんにはすでに著明な腎機能低下が認められ、医師から腎代替療法（透析）の必要性が伝えられました。医師の指示で、腎代替療法選択の支援として、Aさんに対し多職種介入での包括的な支援が始まりました。

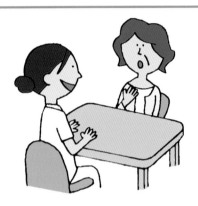

医師の診察後、看護師がAさんと面談【解説p104】の場を設けました。対面したAさんの表情はこわばっていました。

外来看護師 Aさん、はじめまして。看護師の○○と申します。
先ほど、医師の診察では透析のお話がありましたね。
Aさんのお気持ちも含めて、少しお話をお聞かせください。

Aさん B県で通っていた病院でも「透析が必要になるかもしれない」という話は聞いていました。

外来看護師 Aさんはその説明を聞いたとき、どのようなお気持ちでしたか？

Aさん もう、**お先真っ暗って感じで……。とにかく怖いという思い**でした。

外来看護師 透析と聞いてとても不安になられたと思います。
Aさんにとって何が一番怖いと思いましたか？

Aさん 以前、4人部屋に入院したことがあって。そこにちょうど透析を受けている患者さんが2人いたんです。
透析後とても具合が悪そうでした。
透析は週3回という**時間的な拘束**もあるようだし、**つらそうな印象**が強いです。
いまはとにかく何もかもが怖いです……。

外来看護師 そうでしたか。Aさんにとって透析は、つらいイメージなのですね。
お話からすると、同室だった患者さんは、血液透析を選択されていたのですね。

Aさん えっ、**血液透析以外の透析ってあるんですか？**
透析のことはよくわからないけど、とにかくやりたくないです……。

いまは親戚の家に居候の身ですし、私の病気のことで絶対に迷惑をかけたくないです。私が通院していることは伝えていますが……。

外来看護師 そうなのですね。Aさんは引っ越しして間もないですものね。
たとえば、何か困ったときに相談できる人はどなたですか？

Aさん うーん……。**いないですね……**。
妹はいますが海外で生活していて。たまに電話とかメールで話すくらいで、滅多に会えませんし。私のことを心配してくれてはいますが、何せ離れていますしね。**妹にも迷惑かけたくないです。とにかくいまは透析はやりたくないです。**

外来看護師 そうなのですね。Aさんのお気持ちはわかりました。
慣れない土地で、病院も変わって、Aさんの生活も大きく変わったでしょうし、大変でしたね……。
最後に……これはご案内ですが、当院では腎不全の方を対象に、月に1度のペースで腎臓教室という講習会を開いています。内容もいろいろで、無料で参加できますので、気が向いたらどうぞのぞいてみてください。
教室のスケジュールを載せたチラシを差し上げますね。

Aさん はい……。いただいておきます。ありがとうございます。

Aさんを理 解する

● Aさんは、前医から透析に関する説明は受けていました。しかし「いまは透析をしたくない」と、はっきり表現しています。
その背景には、かつて入院した病院で透析を受けていた患者が透析後につらそうな様子だったという印象が強く、さらに週3回も時間的に拘束されると感じた経験があることを語っています。
そのときの印象が、透析への不安や恐怖をもたらした理由の一つと考えられます。しかしその恐怖心が何に由来するものか、まだはっきりしていません。「何もかもが怖い」と語っているように、Aさん自身にもよくわかっていないところもあるようです。

● 透析療法を受けざるを得なくなったAさんは、まだ混乱しているのかもしれません。不安な気持ちや恐怖心について、共感しながら話を聞くことが必要な時期だと思われます。

●「血液透析以外の透析ってあるんですか？」と驚いたように語ったAさんの言葉から、透析療法について、Aさんは十分な知識を得ていないことがわかります。知識だけでなく透析療法へのイメージがAさんのなかでどのようにつくられているのか、もっと理解していく必要がありそうです。

●Aさんは、転居したばかりで慣れない生活環境という状況に置かれ、不安な気持ちを話す相手も身近にいないという孤独感もあるようです。

●現状のAさんの状況では、透析への恐怖心のほうが勝っているようで、まだ知識提供や説明などは受け入れ難く、理解につながらない可能性が大きいと考えられます。療法選択の説明など知識を得ることがAさんの安心につながるかどうかは不明瞭です。
Aさんの不安や恐怖心はどの程度なのか、どのようなことからその気持ちが生じているのか、その言動や気持ちの変化を理解する必要があります。そのためには、共感や情緒的支援が必要な時期と思われます。

●Aさんの関心がどこに向いているのか、まだわかっていません。Aさんが置かれた状況やこれまでの生活をもっと理解していく必要がありそうです。
そのうえで、透析療法に関する情報をいつ提供すればよいか、効果的に行うタイミングを判断する必要があります。

●受動的に知識の獲得ができる腎臓教室【解説p128】など講習会の存在を提示しておくことも必要です。まずは、透析をしたくないというAさんの気持ちを尊重し、自発的に講習会に参加できるように、話し合っていくことが大切です。

支援のポイント

ケアの方針① その人を理解する

■Aさんの不安や恐怖などの心理状態を理解するために、共感的な態度で気持ちを話し合う。

■日常の生活状況を理解するために、生活の話をする。

■腎不全や透析療法に関してどのようにとらえているか、もっと話を聞いていく。

■いまの生活やこれからの生活へのイメージについて話し合う。

■疾患や腎代替療法に対する知識や認識の程度を把握する。

■医療者にどのような期待や支援を求めているかを話し合う。

ケアの方針② **信頼できる関係をつくる**

■じっくりと気持ちを聞き、共感の姿勢を示す
（心理的支援を重要視する）。

■看護面談の場面を通して、信頼関係の構築を目指す。

■今後も看護面談で支援体制を継続していく。

■腎臓教室への参加を促す（無理強いをしない）。

ケアの方針③ **セルフケアを支える**

■どのような気持ちでいるのか、どのようなことを大切にしているの
か、「どうありたいか」を理解する。

■困ったときの相談窓口を提供し、医療者などをサポート資源の一つ
として活用してもらえるような体制を整える。

■Aさんに合わせたセルフケアの方法についての吟味は、無理強いを
せず、タイミングを見極める。

■腎臓教室など、気が向いたときに活用できる資源について情報提供
をする。

ケアの方針④ **当事者の意思決定を支える**

■腎代替療法選択に関する情報を受け止められる状況か、確認をする
（無理強いはせず、腎代替療法の情報を提供するタイミングを見定める）。

■相談窓口（外来看護師の氏名など）や腎臓教室
など、気が向いたときに活用できる資源に
ついての情報を提供する。

ケアの方針⑤ **多職種で取り組む**

■対話を通して理解したAさんのことを、記録に残し、共有する。

■Aさんと対話をするのに最もふさわしい職種について、多職種カンファ
レンスで確認する（信頼関係が築けている職種は誰か、など）。

■医師以外の多職種による介入開始は、Aさんにも理解を得る（あらか
じめ、医師から多職種介入の意義を説明してもらうとスムーズ）。

腎代替療法導入に向けた関係づくり

「医師の診察後に看護面談」という外来受診の流れを数回繰り返してきました。次第にAさんの表情からは硬さがとれて、面談中に笑顔が見られるようになりました。

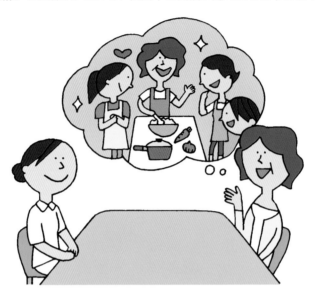

外来看護師 Aさん、こんにちは。
今日の診察でのお話はどうでしたか？
何かわからなかったことや聞きそびれたことはありませんか？

Aさん 残っている腎臓の機能を大事にするために、食事に気をつけましょうといわれました。栄養指導を受けてみましょう、って。

外来看護師 食事管理は、日々の生活でAさんご自身ができるケアですものね。
管理栄養士がAさんに合わせた管理方法や工夫を教えてくれますよ。
ちなみに、Aさんはこれまで、食事面で何か気をつけてきた点はありますか？

Aさん 塩分は控えるようにといわれていたので、**減塩には注意しています。**
私、お料理が好きで全部自炊しているのですが、薄味にも慣れました。

外来看護師 それは素晴らしいですね。
ところで、なぜ減塩が大切なのかご存じですか？

Aさん はい。先生から聞きました。**塩分が多いと血圧が上がって、むくんだりすると。**

外来看護師 そうですね、そのとおりです。
高血圧は腎臓にはもちろん、心臓や血管にも負担をかけるので、減塩はとても重要です。これからも継続していきましょう。
ところで、Aさんはお料理が得意なのですね？

Aさん　実は以前、レストランに勤めていました。

趣味で料理教室を開いていた時期もあります。**人が集まってくれて、とても楽しかった……。**

またあのころの明るい自分に戻りたいです。

外来看護師　そうでしたか。素敵ですね。

お料理を通じて人と交流することが楽しかったのですね。

希望が叶うように私たちもお手伝いいたします。

Aさん　ありがとうございます。**でも、透析になったら何もできない……。**

外来看護師　不安に思う気持ちもわかります。

ただ実際には、透析を受けながらお仕事を続けて、ご自分が大切にしていることに向かって頑張っている方もいらっしゃいますよ。

Aさん　そうなんですか……。

でも**透析のこともよくわかってないし……。知り合いに透析をやっている人もいなくて。**

外来看護師　そうですよね。Aさんにとってはイメージしにくいものかもしれませんね。

まずは、これから、Aさんにとっての最善策を私たちと一緒に考えましょう。

その一歩として、透析ってどんなものか、腎代替療法についてあらためてご説明しましょうか。

Aさん　そうですね。**聞くだけなら……。**

Aさんを理解する

●看護師との数回の面談を繰り返すなかで、笑顔が見られるようになりました。看護師がAさんを理解し、気遣い、関心を寄せてくれる存在であることを感じ取り、安心感や信頼感が生まれ始めたと思われます。

●「塩分が多いと血圧が上がりむくむ」と言語化できていることから、透析に対する不安と恐怖心を抱きながらも、腎保護における知識が徐々に備わってきていることが理解できます。また、もともと料理好きであるという自分のできることを生かし、減塩に取り組むことができています。

減塩以外で食事に対する自己管理の必要な知識がどの程度あるのかは、現段階では不明なため、確認する必要があります。栄養指導を通して管理栄養士と連携し、Aさんが食事管理を無理なく続けられる方法を自分で考えられるように支援していきます。

●看護師は、Aさんが減塩というかたちで自己管理（セルフケア）に向き合えるようになってきている姿勢を理解し、Aさんができていることを認め、フィードバックすることを繰り返すことでAさんのできる力を継続できるように支援する必要性があると思われます。

●料理をすることで、社会とのつながりや楽しさを感じ、もとの明るい自分に戻れると感じており、「料理を通じて」というキーワードが、Aさんにとって大きな意味を持つことが理解できます。料理ができていないことが喪失感や孤独感につながっていると思われます。

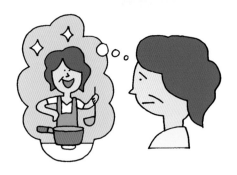

●Aさんは、会話のなかで「またあのころの明るい自分に戻りたい」と話し、透析といわれて絶望的だった以前と比べて、前向きな考え方や思いを話すことができる変化が見られます。看護師との信頼関係が構築されてきていることや、Aさん自身が病気と向き合えてきている表れともいえます。このタイミングで看護師は、情報収集（Aさんのこれまでの人生の歴史的背景や、価値観、思考過程など）をしながら、さらにAさんを理解することで、Aさんに合った看護介入ができると思われます。

●透析導入＝何もできない生活、との思いが不安や恐怖感にもつながっているようです。「透析しながらの生活」のイメージができないことや、身近に相談できる人がいないことなども関連しているかもしれません。正しい透析の知識や、こうありたいと思う生き方、生活に即したイメージしやすい具体的な情報提供が必要です。
腎代替療法【解説p154】の説明を「聞くだけなら」とも看護師に伝えています。現時点では、看護師はあくまで情報提供の一環として説明し、無理強いしないように配慮します。

●初回面談時のような「透析をやりたくない」という拒否的な言葉が、腎代替療法の説明を「聞くだけなら」というように耳を傾けることができる姿勢に変わってきました。このタイミングで透析療法の情報提供は効果があると思われます。Aさんの反応を注意深く見て、そのつど、必要な情報提供や面談を続けます。

支援のポイント

ケアの方針① その人を理解する

- ▧Aさんの姿勢や表情にも注目して、受け止め方を理解する。
- ▧将来的な価値観につながる言葉を逃さない（あえて意図的にオウム返しで聞き返すのもよい）。
- ▧Aさんのこれまでの人生（歴史的な背景）について聞いてみる。
- ▧Aさんの言葉や態度から医療者への信頼感や疾患との向き合い方、イメージなど心の変化を理解する。
- ▧現段階での疾患や腎代替療法の知識、認識の程度を把握する。

ケアの方針② 信頼できる関係をつくる

- ▧じっくりとAさんの気持ちを聞く姿勢を続け、Aさんの現段階での迷いを理解する。
- ▧できていることは認めて、ほめる。
- ▧Aさんにとっての最善策を一緒に考える姿勢を示す。
- ▧看護面談の場を通して、信頼関係の構築・継続ができるようにする。
- ▧Aさんが、少しずつ前向きになっている姿勢を尊重し、療法選択の無理強いはしない。

ケアの方針③ セルフケアを支える

- ▧セルフケアについての知識や、実践状況を確認する（これまでとの変化はないか）。
- ▧Aさんの関心がどこに向いているのかを理解し、Aさんが必要と感じているセルフケアは何かを把握をする。Aさん自身ができることをともに考え、見出せるように配慮する。

ケアの方針④ 当事者の意思決定を支える

- ▧不安の軽減に努めながら、腎代替療法に関する情報を提供する。
- ▧あくまでも腎代替療法の情報提供に留め、無理強いはしない。情報提供をするタイミングを見定めることは継続する。

ケアの方針⑤ 多職種で取り組む

- ▧対話を通して理解したAさんのことを記録に残し、共有する。
- ▧管理栄養士と連携し、Aさんに合った栄養指導が行えるように多職種カンファレンスで情報を共有し、共通理解を深める。

ピアラーニングの提案

前回の看護面談で、看護師から腎代替療法についての概要の説明を受けたAさん。情報を得たうえで、Aさんがどのように思っているかを聞いてみました。

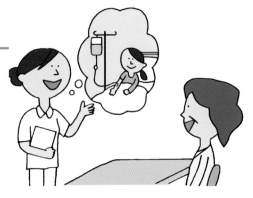

外来看護師 前回、透析のことをお話ししましたが、Aさんはどうお感じになりましたか？
考えてみて、気になったことなどはありませんでしたか？

Aさん 透析のことはだいたいわかりました。
腎移植はいまの私には考えられない選択肢です。
将来的に、透析をしなきゃしょうがない……という思いはありますが、**透析になったら何もできない、やりたいことができなくなる、**と不安です。
正直、**血液透析と腹膜透析のどちらがよいのかわからないし、**決められないです。

外来看護師 そうですよね。簡単に決められることではありませんね。
これは提案ですが、すでに透析をされている患者さんとお会いして、お話を聞いてみることもできますよ。
実際にお話を聞いてみると、イメージがつきやすくなることもあります。

Aさん そうですね……。
少し不安はあるけど、透析をしている患者さんに会ってお話を聞いてみようかしら……。

外来看護師 わかりました。
それではどなたか透析患者さんをご紹介しますね。
お話を聞くときは、看護師も同席しますので、どうぞご安心ください。

Aさん よろしくお願いします。

Aさんを理解する

● 母親が他界したことや親戚を頼って引っ越してきた現状から、「腎移植はいまの私には考えられない」と意思表示しています。

● 腎代替療法について少しずつ知識を得てきていますが、「だいたいわかりました」「透析になったら何もできない」という発言から、十分な知識獲得には至っていないと思われます。

●いまの自分に合った治療の具体的な選択にはまだ不安や迷いがあるようです。過去に血液透析（HD）後のつらそうな患者を見た記憶があるからかもしれません。また、腹膜透析（PD）に関してこれまで見聞きする機会がなく、イメージがつきにくいのかもしれません。

●看護師からの情報提供だけでは、実際の自分の生活のなかで治療していくイメージがついていないと考えられます。そのため実際に透析療法を行っている患者と話をするピアラーニング【解説p120】を行うことが有効だと考えられます。

●透析をしながらも自分らしく生きている患者と対面することで、Aさんが「自分にもできるかもしれない」と感じられる自己効力感の向上が期待できます。

支援のポイント

ケアの方針① その人を理解する
■腎代替療法に関する話を聞いたうえでの、疑問・不明点や感想を聞く。
■不安の原因を具体的に理解する。

ケアの方針② 信頼できる関係をつくる
■これまでの本人の発言との変化に留意する。
■迷いがある場合、何が原因となっているかを理解する。

ケアの方針③ セルフケアを支える
■ピアラーニングは繰り返し行えることを伝える。

ケアの方針④ 当事者の意思決定を支える
■透析導入後をイメージ化するため、ピアラーニングを提案する。
■ピアラーニングの実施は本人の同意のもと行う（無理強いはしない）。
■患者本人の希望が優先だが、透析療法に関するピアラーニングは、HD・PDの両方に対して行う。

ケアの方針⑤ 多職種で取り組む
■多職種カンファレンスで、Aさんに合ったピアラーニング対象患者が誰かについて話し合う。
■対話を通して理解したAさんのことを記録に残し、共有する。

腎代替療法の選択

これまで数回の看護面談、そしてピアラーニングを経て、腎代替療法に対する
Aさんの思いを聞いてみました。

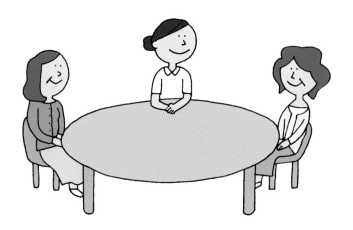

外来看護師 腹膜透析をされている○○（患者）さんとお会いして、いかがでしたか？

Aさん やっぱり、**実際に見ると聞くとでは、全然違いますね。**
私と同じ歳くらいの方があんなふうに元気にされているのを見て、いままで思っ
ていた**透析のイメージが変わりました。**話が聞けてよかったです。

外来看護師 それはよかったです。どのようにイメージが変わりましたか？

Aさん 透析をすると具合が悪くなるものと思っていました。必ずしもそうではないみた
いですね。
あとは、透析をやりながらでもお仕事ができると知って**勇気づけられました。**
お会いした○○さんは、「私でもできるんだから、あなたも大丈夫よ」って励ま
してくださって。腹膜透析は家で治療するんですよね。
○○さんはちょうどお腹に液を入れるところもやって見せてくださって。全然痛
くもなんともないんですってね。
お腹の管と液の入った袋を機器につないで入れていたけど……なんだか**難しそう
に見えました。私にできるかしら。**

外来看護師 大丈夫ですよ。
複雑に見えたと思いますが、入院中にじっくり操作訓練するので必ずできるよう
になりますよ。
患者さんとのお話はよい機会でしたね。
おっしゃるとおり、腹膜透析はご自宅で行う治療です。Aさんのライフスタイル

に合わせた治療方法を考えることができます。

以前、「料理教室をしていたころの明るい自分に戻りたい」とおっしゃっていましたね。Aさんの将来の姿をイメージできそうですか?

Aさん いろいろ考えているのですが……。

やっぱり自分は誰かに喜んでもらえることが幸せで生きがいなのかなって思います。それをできるのは料理かなって。

調理師免許を持っていないので、ちゃんと免許を取って自分のお店を持てたら嬉しいです。

そのためには、働く時間や資格試験に向けての勉強時間の確保も必要だと思うし、自分の生活に合わせられる腹膜透析のほうがよいのかな、と思いました。

外来看護師 そうですか。これからAさんがやりたいことを実現していくために、腹膜透析のほうがよいと感じたのですね。わかりました。

Aさんを理解する

● これまでは透析に対して具体的なイメージを持てず、不安や迷いがありました。しかし、ピアラーニングで、自分と同年代の透析患者の元気な姿を目の当たりにし、過去に見た"透析後のつらそうな患者"というネガティブなイメージは塗り替えられたようです。「あなたも大丈夫」と背中を押され励まされたことは、「自分にもできる」という自己効力感の芽生えにもつながる可能性があります。

● これまで繰り返し行った看護面談のなかで、「料理教室をしていたころの明るい自分に戻りたい」という、自分が望む姿に関心が向き始めているようです。これまでに得た透析に関する知識と合わせながら、将来についていろいろと考えてきたことがうかがえます。

● 「今後、自分はどう生きたいか」というイメージを言語化することで、自分自身の思いに気づき、その実現のために、生活に合わせられるPDを選択するという意思決定に至りました。Aさんにとって透析することの意味が見えてきたのだと思われます。

● 医療者は、これまでのプロセスで引き出されたAさんの生きがいや価値観を、Aさんと多職種とで共有します。この先の支援を考えるうえでの重要なポイントと位置づけます。

支援のポイント

ケアの方針① その人を理解する

- ■ピアラーニング後の疑問・不明点や感想など、Aさんのとらえ方を聞いて理解する。
- ■これまでの本人の発言からの変化に留意する。
- ■Aさんの意思決定の内容に関する、本人の生きがいや価値につながる言葉を逃さずキャッチする（自身が言語化できるのが重要）。
- ■迷いがある場合、何が原因となっているかを話し合う。

ケアの方針② 信頼できる関係をつくる

- ■じっくりと気持ちを聞き、共感の姿勢を示す。
- ■今後も看護面談で支援を継続する。

ケアの方針③ セルフケアを支える

- ■どのような気持ちでいるのか、どのようなことを大切にしているのかを理解する。
- ■Aさんに自分の思いを言語化してもらう。
- ■Aさんが意思決定できたことを認め、支持する。

ケアの方針④ 当事者の意思決定を支える

- ■Aさんの気持ちや考えを確認し、同じ認識であることを共有する。

ケアの方針⑤ 多職種で取り組む

- ■Aさんの気持ちや意思決定の内容を、多職種カンファレンスで共有し、記録に残す。

腎代替療法導入に向けての事前準備

PD【解説p161】を選択したAさん。導入に向けての事前準備が始まりました。

次に、PD用カテーテルの出口部の位置【解説p162】をどこにするか、カテーテルと透析液をつなぐための機器を使うかどうかなどを決める必要があります。

特に、出口部の位置は、透析導入後の療養生活にも深く関わります。Aさんと相談しながら決めます。

外来看護師 Aさん、まずはカテーテルの出口部の位置を考えましょう。

Aさん 以前お腹を見せてくださった患者さんは、お腹の右下からカテーテルが出ていました。ほかの皆さんもそうですか？

外来看護師 出口部の位置は、その方の体型や普段着る服、ほかにも、日常生活での身体の動きなどを考慮します。

何より、出口部は毎日お手入れや観察が必要となるので、ご自分から見えやすくて、ケアしやすい位置が望ましいですね。

基本的には、腰回りのベルトラインは避けます。

ほかには、車の運転をする機会の多い方などは、シートベルトが当たる位置は避ける、というふうに考えます。

人によっては胸のほうに出口のある方もいますよ。

Aさん なるほどね。それなら、**胸よりお腹のほうがよいですね。**

胸だとチューブを収納するのも難しそうだし、見えにくそう。

お手入れするにもお腹のほうがやりやすそう。

出口部が何かに当たったり、擦れたりしないような場所を考えてきます。

外来看護師 はい、今度お聞かせください。

あともう一つお考えいただくことがあります。

透析をするときカテーテルと透析液をつなぐための機器を使うかどうかです。

以前お腹のカテーテルを見せてくださった○○さんが、カテーテルと液の入った袋とを機器でつないで注液していたのを覚えていますか？

Aさん はい、覚えています。あの難しそうなやつね。

外来看護師 ○○さんはカテーテルをつなぐための機器を使っていましたが、機器を使わないで手でつなぐ方法もあります。

その場合、より清潔につなぐための注意が重要となります。

これからお試し用の実物をお持ちします。

実際に見て、触って試しにやってみて、感想をお聞かせください。

Aさん はい、やってみます。

（それぞれ試してみて）

外来看護師 いかがですか？

Aさん そうですねえ、**機器は使わないほうでいいかな。**

私は居候だから、透析は自分の部屋でやるし、その分掃除も自分で気を配れるから。
機器があると、もしもどこかに出掛けるときに荷物が増えるし、何より機器だから壊れたときが心配。
自分自身が気をつければいいのだから、つなぐための機器は使わなくてよいです。

外来看護師 わかりました。それでよいですよ。

もし、お考えが変わられたら、いつでもおっしゃってくださいね。
それでは最後に、腹膜透析を始めるための入院をしてからのスケジュールと、退院したあとの生活や受診の流れについてもご説明しますね。

Aさん はい。お願いします。それも知りたいです。
入院ってどのくらいするのかしら。
それに、腹膜透析を始めたら、旅行とかできますか？
あと、お風呂とかどうするのですか？

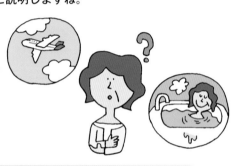

Aさんを理解する

● PD導入を間近に控え、さらに具体的にPDに関する情報提供を行う時期です。Aさんはカテーテルの出口部の位置や、PD治療に用いる機器など、以前行ったピアラーニングでの場面を思い出しています。

● ピアラーニングで目にした体験を自分に置き換えて考え、選択肢のなかから自分に合ったものを納得して選ぶことができるようにもなりました。

● Aさんにとって、ピアラーニングは療法選択をするにあたり非常に効果的であったと評価できます。

● 自分で物事（治療法など）を選ぶということは、「自ら意思決定をしたのだ」という承認や、満足感の継続にもつながります。

● PD導入した将来の自分を想像して、生活における疑問点（旅行や入浴など）に自ら気づくことができています。PDは、在宅でAさん自身が行う治療です。あらかじめ将来、生活で起こり得ることに関する情報を提供しておくことが必要です。特に、Aさんが気にされていることについては、具体的に丁寧に説明する必要があります。

支援のポイント

ケアの方針① その人を理解する

■Aさんが治療に対して、不安や疑問に思っていることなどを把握する。

■PD導入に向けて、より具体的な準備、説明、情報収集を行う

（出口部の位置、PD機器の選択、自宅の環境整備、周術期〜退院後の流れなど）。

ケアの方針② 信頼できる関係をつくる

■生活に準じた具体的な質問には、正しい情報提供を行う。

■Aさんにとっての最善策を一緒に考える姿勢を示す。

ケアの方針③ セルフケアを支える

■デモンストレーションや治療の一部を実践してもらうことでイメージ化を図る。

■実践の様子を観察し、正しく操作ができるかどうかを見極める（認知力、身体面のアセスメントも加味して）。

ケアの方針④ 当事者の意思決定を支える

■PD機器の選択肢が複数ある場合は、本人（または支援者）が自主的に選べるようにすべての種類を提示する。

■PD機器や出口部の位置などそれぞれのメリット、デメリットを含めた情報提供を行う。

ケアの方針⑤ 多職種で取り組む

■Aさんの気持ちや意思決定の内容を、多職種カンファレンスで共有し、記録に残す。

腹膜透析導入期

PDを安全に継続していくためには、日々の自己管理の要素が大きく影響します。PDを始める際の医療者の関わりは、その後の患者・家族にとって療養生活の基盤ともなります。

手術前日の導入前カンファレンス

　手術の前日、計画どおりに入院されたAさん。PD導入の事前確認として、導入前カンファレンス【解説p138】が開催されました。

　カンファレンスには、Aさんと居候先の親戚も同席しました。医療者側からはこれまで外来診療で関わってきた医師や看護師、ほか各職種、入院中の担当医師、病棟看護師も参加しました。

　各職種は、それぞれの専門的立場からのコメントやアドバイスを行い、参加者全員がAさんのPD導入に関するこれまでの情報、この先の予定などを共有します（表3-1）。

　Aさんには、PDを選択した理由、これからやりたいこと、導入に際して不安なことなどを語ってもらいました。同様に、同居している親戚にも、Aさんの透析導入に関して疑問や不安な点はないか確認し、それぞれに医療者が答えることで、気がかりの軽減に努めました。

表3-1　腹膜透析(PD)導入前カンファレンスの出席者と話し合う内容

出席者	●患者、支援者（家族、同居人、代理人など） ●医療者（担当医師、外来・病棟看護師、地域連携担当看護師など） ●PDメーカー担当者
内容	① 今後の生活で続けていきたいこと・大事にしていること 　　（患者・支援者より） ② PD選択理由・導入に際して不安な点 　　（患者・支援者より） ③ 外来での自己管理・生活面・知識・自宅環境など 　　（外来看護師より） ④ 社会資源の導入、書類申請について 　　（地域連携担当看護師より） ⑤ 退院までに必要な物品について 　　（PDメーカー担当者より） ⑥ 腎不全やPDに関する知識の確認 　　（担当医師より） ⑦ 今後の予定、スケジュール 　　（病棟看護師より）

担当医師 ▶ それでは、Aさんの腹膜透析導入前カンファレンスを始めます。

はじめに、皆さん、それぞれ自己紹介をお願いします。

（カンファレンスの場にいる全員が、一人ずつ自己紹介する）

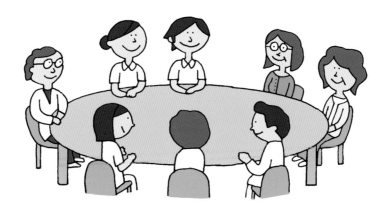

担当医師 ▶ 早速ですがAさん。

まずは、Aさんが今後の生活で続けていきたいことや大事にしていることをお聞かせください。

Aさん ▶ はい。私は料理に携わることが好きです。

昔、趣味で料理教室をしていたこともあって、とても楽しかった思い出です。

この先、調理師免許を取って自分のお店を持てたらなと。

あくまで夢ですが……。

担当医師 ▶ 素敵な夢ですね。Aさんにとって料理が大切なことなんですね。

ご親戚の方はいかがですか？

居候先の親戚 ▶ そうですね……。

我々を頼ってうちにきたけど、正直、住まいを提供するくらいで、あんまりこれといって手助けができてなくてね。

彼女が元気で歩みたい人生を歩んでくれればそれが一番だと思っています。

担当医師 ▶ ありがとうございます。それでは、Aさんが腹膜透析を選んだ理由と、何か不安に思っていることがあれば教えてください。

Aさん ▶ 腹膜透析を選んだのは、料理をやっていくにあたって、この先、働く時間とか免許を取る試験に向けての勉強の時間が必要なので、腹膜透析のほうが自分の生活に合わせられると思ったからです。

不安なことは……家で失敗しないでうまくやっていけるかなとか、感染とかですね。

担当医師 ▶ 腹膜透析はAさんが望む生活を続けていくための選択肢というわけですね。

おっしゃるとおり、腹膜透析とうまくつきあい続けるには、感染を起こさないこ

とが大切です。

でも、安心してください。

この入院中に教わることをしっかりやっていけば感染やトラブルを防ぐことはできますよ。

自己流に走ったりせず、基本に忠実に行うのが重要なんです。

Aさん　そうですよね。よくわかりました。

担当医師　ではこれから、このレジュメに沿って各担当者から腹膜透析導入に関する説明をしていきますね。

外来看護師から説明をお願いします。

（最後に病棟看護師が入院中のスケジュールなどの説明をし、カンファレンスは終了した）

Aさんを理解する

●PD導入前カンファレンスは、PDカテーテル留置術の前に行います。PD導入を目前にして、あらためてAさんや同居している親戚の意思を確認します。

●カンファレンスでAさん自身が語る思いや不安をAさんのPD導入をサポートする各職種の医療者が共有し、今後の支援の方向性を合わせていきます。

●導入前カンファレンスでは、皆が一堂に会すことで、顔の見える連携が生まれます。医療者のモチベーションアップや協調性が高まることも期待されます。

●Aさんにとっては、全員の前で思いを言語化することで、自分の意思決定を強く意識することになり、より主体性が引き出されることにもつながると考えられます。

●カンファレンスは、入院中のスケジュールを確認して終了しました。Aさんは、手術や導入に対して少し不安を持ちながらも、外来時に語っていた将来の目標への前向きな気持ちを、自分の言葉で表現していました。

●AさんがPD導入を最終決断したあとに、出口部の位置決めを行います。外来時に、あらかじめ出口部の位置の候補を一緒に考えておくと、作業はスムーズに進みます。

支援のポイント

ケアの方針① その人を理解する

- ▤Aさんや同居している親戚の言動や姿勢から、現状の思いや認識を把握する。
- ▤Aさんと同居している親戚との認識に食い違いがないかなどを確認する。
- ▤Aさんの現在の思いや不安を理解する。

ケアの方針② 信頼できる関係をつくる

- ▤入院中も、必要時、看護面談や相談などの支援体制を継続していくことを伝える。

ケアの方針③ セルフケアを支える

- ▤出口部は、入院前からあらかじめ位置の候補を一緒に考える。
- ▤必要に応じ、治療に対してAさんと同居している親戚との共通理解が得られるように、情報提供や説明を行う。

ケアの方針④ 当事者の意思決定を支える

- ▤Aさん自身の思いを言語化してもらい、これからの療養生活への主体性を意識してもらうようにする。

ケアの方針⑤ 多職種で取り組む

- ▤Aさんの思いや意思決定の内容を、導入前カンファレンスで共有し、記録に残す。
- ▤すでに地域の在宅療養支援を使用している場合は、その担当者にも導入前カンファレンス参加してもらう。
- ▤Aさんの個別性を共有することで、外来と病棟間の継続看護につなげていく。
- ▤カンファレンス参加者が全員発言することで、それぞれが責任感を持つ。
- ▤Aさんや同居している親戚の思いを多職種一同が直接聞くことで、共通理解のもと同じ方向性で支援する。

手術後のケア

手術は無事に終了しました。翌日から早速、
PDの手技を習得するためのバッグ交換練習が
開始されました。

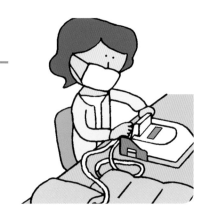

病棟看護師 Aさん、順調にマスターできていますね。
素晴らしい進歩です。

Aさん はじめは自分にできるのか不安でしたけど、いまは何とか。
これ（操作手順冊子）がないとできませんが……。

病棟看護師 操作手順を暗記する必要はありません。
この冊子に従って、1ページずつ確実に操作を進めていけば、正しくできます。
大丈夫ですよ。

Aさん 覚えなくてよいのは気が楽です。
これ、とても見やすくてわかりやすいですね。
一つひとつ確認しながら、次の手順に進むことが大事ですね。

Aさんを理解する

●PDは在宅で自らが行う治療です。はじめての患者でも安全かつ正しい手技が行えるよう、
操作方法が1ページずつ順を追って示されている写真付き冊子（操作手順冊子）をAさんに渡
しました。このような資料を用意すると、手順を暗記するストレスがなく、あらゆる年齢
の患者に対して有効です。また、担当する看護師が代わっても統一した指導が行えます。

●Aさんは、操作手順冊子を見ながら、
看護師の助言を受けて、徐々にバッグ
交換ができるようになりました。

操作手順冊子の例。写真などで
ビジュアル化することで、高齢の
患者でも理解しやすくなります。

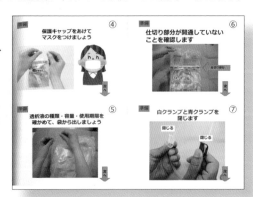

●相手のできていることを認めて、称賛するという関わりは、患者にとっては成功体験となり、自己効力感を高めることにつながります。

●特にPDの場合、治療における手技習得がストレスや緊張の原因となりやすいので、指導教材を工夫することは重要です。

●手技習得に際しては、本人のペースを尊重して、焦らせずに指導することに配慮します。

支援のポイント

ケアの方針① その人を理解する

■治療に対して、不安や疑問に思っていることなどを把握する。

ケアの方針② 信頼できる関係をつくる

■進歩や相手のできていることを認めて、あえてポジティブフィードバックをする（ポジティブフィードバックは、患者にとっての成功体験となり、「正しくできた。自分でできた」という自己効力感につながる）。

ケアの方針③ セルフケアを支える

■手技習得のために使用する指導教材を工夫する

（手技操作への緊張感を和らげる。また、患者の自信喪失につながらないようにする）。

ケアの方針④ 当事者の意思決定を支える

■治療を始めたAさんと一緒に、あらためて生活環境での治療場所がAさんにとってよい場所かなどを確認し、必要に応じて変更などを考える。

ケアの方針⑤ 多職種で取り組む

■Aさんとの対話や日々の状況を記録に残し、情報共有できるようにする。

中間カンファレンスで退院後の生活イメージの共有

PDの治療開始から数日が経過しました。中間期として、再度、多職種参加の中間カンファレンス【解説p141】を開催しました。

導入前のときと同様に、各職種は、それぞれの専門的立場からのコメントやアドバイスを行います。参加者全員が、Aさんの手術後からこれまでの経過、退院に向けての不安点、退院までに整えておくことなどを共有し、話し合いました（表3-2）。

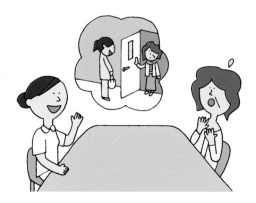

表3-2　PD中間カンファレンスの出席者と内容

出席者	●患者、支援者（家族、同居人、代理人など） ●医療者（担当医師、外来・病棟看護師、地域連携担当看護師など） ●PDメーカー担当者
内容	① 現時点での問題点や不安な点 　　（患者・支援者より） ② 手技習得・知識獲得の進行具合 　　（病棟看護師より） ③ 治療メニューの経過と退院時メニューの予定 　　（担当医師より） ④ 社会資源の導入、書類申請について 　　（地域連携担当看護師より） ⑤ 退院後の生活面・治療面サポートなどについて 　　（外来看護師より） ⑥ 退院までに必要な物品や自宅環境について 　　（PDメーカー担当者より） ⑦ 今後の予定、スケジュール 　　（担当医師より）

外来看護師 今後、ご退院されてご自宅での治療をイメージしてみましょう。

これは、Aさんに限ったことではないのですが、いざご自宅に戻ると、環境の変化や医療者がそばにいない不安によって、ご入院中はスムーズにできていた手技が、うまくできなくなるケースもあります。

その場合、地域の訪問看護師がご自宅に出向いて支援することもできます。

Aさんは、どのように考えますか？

Aさん **操作手順冊子を見ながらやれば、手順を迷わずにできます。**

自己流にならないように十分気をつけます。

それに、**親戚の家に居候させてもらっていますし、ほかの人（訪問看護師）が家に入ることは希望しません。**

病棟看護師 Aさんは腹膜透析の手技習得も順調で、私たちもほとんど助言することなく、できています。

外来看護師 わかりました。

それならば今回は訪問看護の利用を見合わせましょう。

必要と感じたら、いつでもご相談ください。

Aさん はい。そのときはよろしくお願いします。

Aさんを理解する

●中間カンファレンスでは、今後Aさんが在宅治療するにあたり困ることがないように、自己管理や心理面での支援の必要はないかなどを確認します。そのうえで、Aさんが必要とする支援内容を明確にし、退院時に支援体制が整うようにしていきます。

●現時点で想定している自宅での治療場所を聞き、入院中から在宅に近いイメージを持って治療を行います。そうすることで具体的な疑問点などを表出しやすくなり、不安の軽減にもつながります。

●Aさんは順調にPDに関する知識獲得や手技習得ができており、もしも迷った場合は手順冊子を確認する、という正しい対処行動を言語化できています。

●Aさんは、現段階では特に在宅支援の必要性を感じていません。その背景には、親戚の家に居候していることや、保存期のころから話している「親戚に迷惑をかけたくない」との思いもあるかもしれません。現状で訪問看護などを導入することは、むしろAさんの心理的負担になる可能性があります。

●医療者の判断で訪問看護の介入を進めたとしても、Aさんにとっては無理やりされたという思いが残り、医療者は自分を信頼していないのでは、という不信感を生み出すことにもなりかねません。これまで築いてきた関係性が崩れることにもなり得ます。

●患者や支援者が望むことと、医療者が患者にとって必要と感じることとの間には差もあることを認識しておく必要があります。

●看護師は、Aさんが何か支援が必要と感じたら、いつでも対応できることを伝え、患者の言動や変化をキャッチし、声掛けをしていくことが大切です。

ケアの方針① その人を理解する

- ▰Aさんの知識や手技の習得状況を把握し、現状を理解する。
- ▰治療や今後の生活についてAさんが不安や心配に感じていることなどがないかを把握する。
- ▰Aさんの在宅での治療や生活に対しての思いを確認し、理解する。

ケアの方針② 信頼できる関係をつくる

- ▰在宅支援を必要としない場合でも、困ったときはいつでも相談可能である姿勢を示す。
- ▰今後も看護面談などの支援体制は継続していく。
- ▰無理強いはせず、Aさんの思いを可能な限り尊重する（ときには見守る）。

ケアの方針③ セルフケアを支える

- ▰入院中から退院後の療養生活をイメージしてもらう。そのために在宅での治療環境を確認し、その環境に近い状況で治療ができるように支援する。
- ▰Aさんに自宅で治療することへの不安はないかを聞く。
- ▰在宅療養支援についての情報提供をする。

ケアの方針④ 当事者の意思決定を支える

- ▰困ったときの相談窓口や在宅療養支援について、情報を提供する。

ケアの方針⑤ 多職種で取り組む

- ▰対話を通して理解したAさんのことを記録に残し、共有する。

退院前カンファレンスで、退院後の支援体制の確認

　入院中、Aさんの経過は順調で、PDの手技の習得に加えて、緊急時の対応も学習しました。想定されるいくつかのトラブルに対して説明をしたうえで、自宅でどのように対処すべきかをマニュアル化した冊子を渡しました。この冊子も、手順を丸暗記する必要がなく、いざというときにはマニュアルどおりに行えば正しい対処行動がとれる工夫の一つです。

　いよいよAさんの退院も間近となり、退院前カンファレンス【解説p142】を行いました（表3-3）。このときにも、最終確認として在宅療養支援の利用について提案しましたが、Aさんは中間カンファレンス時と同様の理由で、利用を希望されませんでした。

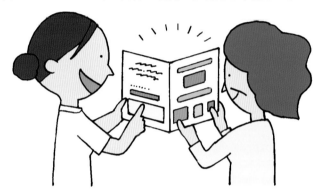

表3-3　**退院前カンファレンスの出席者と内容**

出席者	●患者、支援者（家族、同居人、代理人など） ●医療者（担当医師、外来・病棟看護師、地域連携担当看護師、 　※必要時、訪問看護師、在宅医など） ●PDメーカー担当者
内容	① 退院に向けて不安な点・希望する生活など 　　（患者・支援者より） ② 手技・知識、緊急時対応・退院後生活についての確認 　　（病棟看護師より） ③ 治療メニューの経過と退院時メニューの予定 　　（担当医師より） ④ 社会資源の導入、書類申請について 　　（地域連携担当看護師より） ⑤ 退院後の生活面・治療面サポートなどについて 　　（外来看護師・訪問看護師より） ⑥ 退院までに必要な物品や処方の配送日について 　　（PDメーカー担当者より） ⑦ 今後の予定・外来受診について 　　（担当医師、外来看護師より） ⑧ PDの知識や緊急時対応の最終確認Q&A 　　（担当医師より）

担当医師 では外来看護師から、退院後の予定や外来受診について説明をお願いします。

外来看護師 今回、Aさんは在宅療養支援のご利用はなしでよいとお聞きしました。

もし、今後お気持ちが変わったり、必要性を感じた場合は、外来受診のときにいつでもご相談ください。

出口部の固着が未完成の間は、週1回の外来受診で出口部ケアをしていきます。その間に、ご自宅でAさんご自身が出口部管理やケアをできるようになるための練習も兼ねていきます。

ご自宅での治療の様子やお身体の状態がわかるよう、外来受診時には必ずPD記録ノートと血圧手帳をお持ちくださいね。

医師の診察はもちろん、外来では看護師も出口部ケアとともに、日ごろのAさんの様子をおうかがいしていきます。

落ち着いてきたら、外来受診は基本的に月1回となります。

Aさん はい、わかりました。今後ともよろしくお願いします。

Aさんを理解する

● PD導入前、中間、そして退院前という3回にわたるカンファレンスで、Aさんや同居先の親戚、各職種の医療者たちは、互いに顔の知れた関係となってきました。

● 導入期、中間期と同様に、今回のカンファレンスもAさん自身が語る思いや不安をあらためて共有し、今後の支援の方向性を合わせます。

● 退院前であることを考慮し、PDを良好に続けていくうえでの大切な知識や、いざというときの緊急時対応の方法や連絡手段も、このカンファレンスで確認しました。

● 3回のカンファレンスを経て、患者自身の変化に気づける機会にもなります。

● 退院すると、治療の場が病院から自宅へと移行するため、退院直前は患者や同居先の親戚にとって不安や緊張感の高まる時期ともいえます。

● 患者の個別性に合わせて、退院後のスムーズな在宅療養の支援を目指します。

支援のポイント

ケアの方針① その人を理解する

- ■Aさんの知識や手技の習得状況を最終確認し、現状を理解する。
- ■Aさんの意思決定の内容に関する本人の生きがいや価値観につながる言葉を逃さず、以前と変化がないかを把握する。
- ■これからの治療と生活に関して不安や疑問、感想などを聞き、Aさんの現状を理解する。

ケアの方針② 信頼できる関係をつくる

- ■退院後も看護面談で外来支援を継続することを伝える。
- ■Aさんの思いをじっくり聞き、共感の姿勢を示す。

ケアの方針③ セルフケアを支える

- ■退院後、何かしらの支援が必要になった場合は、いつでも相談可能であることを伝える。
- ■カンファレンスの場で、患者の緊急時対応の最終確認を行う。

ケアの方針④ 当事者の意思決定を支える

- ■多職種がこれら3回のカンファレンスに参加し、Aさんや同居先の親戚の思いを共通認識する。

ケアの方針⑤ 多職種で取り組む

- ■これらのカンファレンスを地域の医療者に向けて、緊急時対応やバックアップ体制、患者の個別性も含めた申し送りの場とし、退院後のスムーズな在宅療養の支援となるようにする。
- ■すでに地域の在宅療養支援を使用している、またはPD導入を機に利用を始める場合は、その担当者にもこれらのカンファレンスに参加してもらう。
- ■在宅療養支援を利用する場合、病院の医療者との連携方法を決めておく。
- ■これらのカンファレンスでのAさんの様子を記録に残し、共有する。

透析維持期

入院中に指導した管理方法を、自宅で安全に正しく行え
ているか、生活上で支障になっていないかを確認します。
自宅治療に対する心理・精神面への影響もフォローします。

トラブル発生

　　Aさんは退院後、週1回の外来受診で透析導入後のフォローを受けていました。PDに
関連した感染を起こすことなく、経過は順調。手術から約2カ月経って出口部が完成し
ました。

　　外来受診も月1回ペースとなったころ、Aさんは、将来自分の店を持つという夢に向けて、
調理師免許取得のため調理師養成学校に入学し、学生生活を始めました。PDは、1日2
回バッグ交換のメニューでした。

　　ある日、Aさんから病院に電話があり、「出口部が痛いがどうしたらよいか」と訴えが
ありました。受診するように伝え、授業を終えたAさんが来院しました。出口部を見ると、
発赤と小さな傷と排膿を認めました。医師から出口部感染を告げられました。

Aさん　こんなことになったのは、はじめてで……。どうしよう。

外来看護師　Aさん、出口部の異常に気がついたのはいつですか?

Aさん　実は、3日前に何となく違和感がありました。
本当は気づいたときに病院に来なくちゃいけないんですけど、どうしても抜けら
れない授業があって、病院に来るのが今日になってしまいました。

外来看護師　そうでしたか。授業がお忙しくて大変でしたね。

Aさん　はい。でも、こんなことになるならもっと早く病院に来ればよかった……。

外来看護師　まずは、しっかりと出口部の感染を治しましょう。
見たところ、出口部に小さな傷があったのですが、何か傷ができるような心当た
りはありますか?

Aさん　これといって思いつかないです。
最近少し疲れていて、正直いうと治療が億劫だなって感じることもあります。
もうすぐテストがあるから、夜更かしが続いていて睡眠時間が減っています。朝
は決まった時間に起きないと、学校に行く前に1回バッグ交換ができないし……。

外来看護師 朝は何時に起きて、注液しているのですか？

Aさん 4：30くらいです。

注液し終わったら、排液の時間まで二度寝します。

外来看護師 ゆっくり睡眠時間がとれていなくて、つらかったですね。

学校と腹膜透析を両立させるために頑張っておられたのですね。

いまのAさんの生活に合う腹膜透析の方法をあらためて一緒に考えてみましょうか。

たとえば、朝の注液だけご自宅でする、貯留したまま学校へ行く、そして、学校

の医務室などを利用して排液する、といった流れはいかがですか？

朝の時間に少し余裕ができるかもしれません。

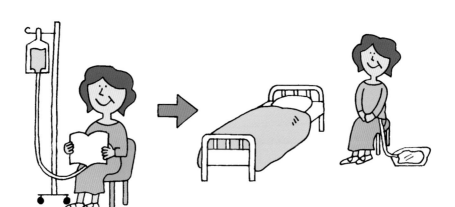

Aさん えー、学校で排液ですか……考えたことなかったです。

でも、たしかにその方法なら、早起きしなくてもいいかもしれない……。

学校に医務室はあるのかな……。明日学校に行ったら聞いてみようかな。

外来看護師 医師にも相談しておきますね。

Aさん 腹膜透析は家でやるものかと思っていたから……でもそういう方法もあるんですね。

思いつかなかったです。ありがとうございます。

考えてみると、最近、ずっとバタバタして、時間に追われていたから、もしかし

たら無意識のうちにカテーテルが引っ張られていたことがあったのかもしれません。

それで傷をつくっちゃったのかも。

外来看護師 こうしてお話をうかがうことで見えてくることもありますね。

Aさんの普段の生活がうまくいくことは、治療にも深く関係してきます。

これからも外来のときを利用して、小さなことでもご相談くださいね。

今日は、最後に出口部管理と観察のポイントをあらためて振り返っておきましょ

うか。

Aさんを理解する

●退院すると、治療の場が自宅へ変わるだけではなく、食事内容や活動量、生活リズムなど、生活の全体的な変化を伴います。

●はじめてのトラブルを体験し、Aさんは動揺しています。外来看護師は、速やかな受診行動ができなかったAさんに注意して責めるのではなく、まずは事の経緯を傾聴・共感するという姿勢を示しました。

●トラブルについては、Aさんなりの理由もあるはずです。Aさんが自身で振り返りができるように、医療者は意見を聞く姿勢を示します。それにより信頼関係が築かれ、前向きな問題解決ができる雰囲気づくりにもつながります。

●トラブル発生の原因を明らかにすることは、今後の再発防止には欠かせません。明確な原因が不明な場合でも、生活の現状を聴取し、リスクとなり得る事象やその背景を探ることで、解決の糸口が見えてくることもあります。

●医療者は、患者の生活背景は人それぞれであることを理解し、一つのパターンにとらわれない、患者に合わせたオーダーメイドの対策を考える必要があります。

●場合によっては、いくつかの対案を提案して、そのなかから患者自身に主体性を持って選んでもらってもよいでしょう。

●どのような提案も、患者が実行可能であることが大前提です。また、患者とともに対策を考えるという過程は、患者が納得し、医療者との信頼関係を築くことにつながります。

●PDの維持期は、基本的に外来受診は月1回です。患者を取り巻く生活環境が1カ月で変化することは大いにあり得えます。身体面とともに、生活面・心理面へのフォローが重要です。

●トラブル時にあらためて指導するほうが、平常時に比べて、患者の正しい知識の定着につながりやすくなります。

支援のポイント

ケアの方針① その人を理解する

■トラブル再発防止のために、発生の原因を一緒に振り返りながら明らかにする。

■生活状況を聴取し、リスクとなり得る事象やその背景を把握する。

ケアの方針② 信頼できる関係をつくる

■患者の生活背景は人それぞれであることを理解する。

■間違いや失敗を責めるのではなく、まず共感や傾聴という姿勢を示す。

ケアの方針③ セルフケアを支える

■患者に合わせた実行可能な対策を考える。

■場合によっては、いくつかの対策を提案して、患者自身に主体的に選んでもらう。

ケアの方針④ 当事者の意思決定を支える

■Aさんがトラブルの原因を理解したうえで、予防策や対応策を一緒に考える。

ケアの方針⑤ 多職種で取り組む

■Aさんの発言や現状を医師に伝え、Aさんの生活に合う治療メニューを模索する。

■外来でのAさんの情報を記録に残し、多職種カンファレンスで共有する。

やがて残存腎機能が低下

　PD歴3年目となったAさん。調理師の免許を取得し、レストランの厨房で働きながら、居候をしていた親戚宅を離れ、一人暮らしをしていました。

　PDのメニューは、1日に3回バッグ交換の持続携行式腹膜透析（continuous ambulatory peritoneal dialysis：CAPD）でした。しかし、半年に一度行う腹膜平衡試験（peritoneal equilibration test：PET）の結果、透析効率の低下が認められました。医師からは、透析量の増加が必要であり、夜間に自動腹膜灌流用装置を用いて行う夜間腹膜透析（nightly peritoneal dialysis：NPD）療法への変更が提案されました。

　メニュー変更の際には、装置の操作手技の習得と透析効率の評価のため、短期入院が必要です。Aさんは外来受診で、検査結果と入院について説明を受けました。またこの日は、海外から一時帰国している妹さんも一緒に来院され、診察にも同席されました。

Aさん　腎臓の機能が落ちていることもショックだし、また新しい機器の操作を覚えることも不安です。
何より入院で仕事を休むことが気になります。
職場にも迷惑をかけてしまうので。

外来看護師　Aさんはこれまでもお仕事を大事にされてきましたからね。
職場の方には、Aさんのお身体のことは話されているのですか？

Aさん　はい、伝えています。
無理しないようにと気を使ってくれてありがたいです。
だから余計に迷惑をかけたくないんです。

妹さん　でも、このままだと体調が悪くなるでしょ？
それで急に病休になったほうがむしろお店に迷惑かけることになるじゃない？
前もって「この日から入院します」って伝えておいたほうがいいと思うけどな。

Aさん　そうよね。それはわかっているんだけど……。

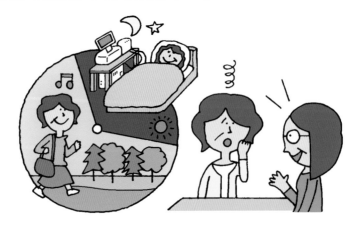

外来看護師 理解を示してくださる環境はありがたいですよね。

私も妹さんと同じ考えです。

入院期間もスムーズにいけば4～5日くらいです。

Aさん そうですか。そのくらいなら何とかなるかな。

とりあえず職場の上の方と相談します。

外来看護師 明日からすぐ入院、というわけではないので大丈夫です。

職場の方とお話しして、都合のよい日が決まったら教えてください。

Aさんを理解する

●Aさんは普段一人で外来受診をされますが、この日は妹さんが一緒で、かつ診察の場面にも同席されました。妹さんとの会話のやりとりからも、妹さんに対する信頼関係がうかがえます。

●診察時の様子から、妹さんはAさんにとってのキーパーソンになりえそうです。

●医療者にとっては、減多に会うことのできない妹さんです。Aさんに対して日ごろ妹さんはどのように思っているのかを把握するために、この機会を逃さず、妹さんとの個別面談を設定してもよいでしょう。医療者と家族との信頼関係の構築にもなります。

●何度もいう「迷惑」という言葉から、念願の調理師免許を取得し、料理に関連した仕事に就けたAさんにとって、職場に迷惑をかけることは絶対避けたいことであろうと推測されます。

●冷静な視点でアドバイスができる妹さんの存在は、Aさんに大きな影響力を与えています。医療者は、妹さんとの会話のやりとりに注意を払い、患者・家族の関係性をアセスメントするとよいでしょう。

●入院に関しては、Aさんが先々の仕事の調整がしやすいように、具体的な目安を提示します。

●仕事と治療の狭間で揺れているAさんの気持ちもくみ取り、可能な範囲で入院日をすり合わせて、精神的なストレスの軽減を図ります。

支援のポイント

ケアの方針① 患者を理解する

■患者と家族との会話のやりとりにも留意し、どのような関係性であるか理解する。

■ときには家族とも面談の場を設けて、患者を支える家族の思いも把握する。

ケアの方針② 信頼できる関係をつくる

■Aさんや家族の気持ちをじっくり聞き、共感の姿勢を示す。

■今後も必要に応じて看護面談で支援を継続する。

ケアの方針③ セルフケアを支える

■今後のスケジュールを具体的に説明する。

■治療内容が大きく変わることを伝える際には、可能であれば家族やキーパーソンに同席してもらうように伝える。

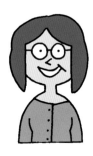

ケアの方針④ 当事者の意思決定を支える

■Aさんの仕事や生活状況を確認し、Aさんの現状に合わせた入院、治療変更計画を一緒に考える。

ケアの方針⑤ 多職種で取り組む

■Aさんの気持ちや意思決定の内容を記録に残し、情報共有をする。

■必要に応じて、Aさんや家族にとって必要な多職種介入や情報提供をする機会を設ける。

退院後の自宅訪問

NPD療法にメニュー変更したAさんは、4日間の入院で自動腹膜灌流用装置の操作方法を習得し、透析メニューも定まりました。

退院決定となりましたが、入院中に病棟看護師は、Aさんから「自室のどの場所に機器を置くべきか悩む」という相談を受けていました。

独居であり、在宅療養支援の利用がないAさんの状況を考慮した病棟看護師は、退院後療養者訪問【解説p143】を提案しました。

病棟看護師 Aさん、退院おめでとうございます。
機器操作も飲み込みが早くて、すぐにマスターできましたね。

Aさん はい。おかげさまで入院も長引かずにすみました。
本当によかったです。

病棟看護師 頑張りましたね。
ところでAさん、先日、「部屋のどこに機器を置こうか悩む」とおっしゃっていましたが、どうされることにしましたか？

Aさん そうなんです。
入院前にある程度は片づけておきましたが、なにぶん部屋が狭いので。
とりあえずは入院中と同じように、ベッド横に置こうと思っているのですが、大丈夫かしら。

病棟看護師 そうですか。
それならば、今回治療内容が変わったことも一つの機会として、ご提案です。
じつは、腹膜透析をされている方には、看護師がご自宅におうかがいして必要なことをアドバイスするシステムがあるんですよ。
ご心配ならばご自宅でご一緒に考えましょうか？

Aさん うーん、なんだか家を見られるのは恥ずかしいですね。

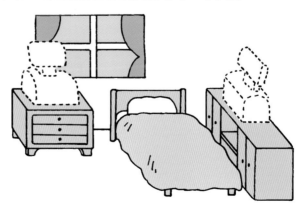

病棟看護師 そうですね、そのお気持ちはお察しします。

私たちとしては、ご自宅の実際の様子をわかっているほうが、今後Aさんに合う具体的なアドバイスができると考えて、ご提案いたしました。

入院中のご様子を知っている病棟の看護師と、退院してから外来でお会いする外来の看護師の2人でうかがえたらなと思っています。

Aさん そうですか。**まあ、一度だけなら。**

自分ではわからないこともあるかもしれませんし。よろしくお願いします。

病棟看護師 了解しました。こちらこそよろしくお願いいたします。

Aさんを理解する

●日常生活動作（activity of daily living：ADL）に問題のないAさんですが、日ごろどのような環境で治療をしているのか、在宅の状況を把握することが大切です。「百聞は一見にしかず」で、患者から聞いていた情報と実際とでは、異なることが大いにあるからです。

●特にPDの場合、治療場所である患者宅は、安全で治療に適した環境である必要があります。

●解決困難で患者本人にも原因がわからなかった問題も、自宅訪問で看護師の視点が入ることで原因が判明し、解決に至る場合もあります。患者自身が気づいていなくても、改善点が見つかることもあります。

●自宅訪問をすることで、問題なく正しく行えている点も確認することができます。「正しくできている」という評価は、直接患者に伝えます。

●Aさんのように、他者を自宅に招くということに抵抗感や羞恥心を抱く方は少なくありません。そのため、声の掛け方に配慮が必要です。

●Aさんの気持ちも尊重しつつ、医療者としてなぜこの提案をしたのかを、Aさんの同意が得られるよう、わかりやすく必要性を説明します。そのうえで、Aさんに了承を得られるかどうかを確認します。

●引き続きの訪問が必要な場合は、訪問看護の導入など、在宅療養支援の活用を検討します。

支援のポイント

ケアの方針① その人を理解する

- ▧患者に療養生活で困っていることはないか、聞いて把握する。
- ▧治療場所である患者宅を訪問し、安全なPD治療に適した環境であるか、確認する。
- ▧自宅訪問によって、解決困難だった問題の解決につなげる。
- ▧Aさん自身が気づいていない改善が必要な点がないか、確認する。

ケアの方針② 信頼できる関係をつくる

- ▧自宅訪問の必要性、メリットを説明し、患者の同意を得る（無理強いはしない）。
- ▧自宅訪問をされることへのAさんの抵抗感や羞恥心といった気持ちに配慮する。
- ▧（自宅訪問を行い）問題なく正しくセルフケアが行えていることを確認できた場合は、ポジティブフィードバックをする。

ケアの方針③ セルフケアを支える

- ▧自宅訪問を提案する。

ケアの方針④ 当事者の意思決定を支える

- ▧Aさんが生活のなかで何を大切にしているかを理解したうえで、治療に適した環境整備を一緒に考える。

ケアの方針⑤ 多職種で取り組む

- ▧自宅訪問時のAさんの言動や反応を記録に残し、多職種カンファレンスなどで情報を共有する。
- ▧すでに在宅療養支援として訪問看護を利用している場合は、可能な限り、訪問看護師と訪問日を合わせるのが望ましい（看護連携のため）。

再度の療法選択

　NPDを導入してから数年が経過。Aさんはパートで働きながら、たまに知人を集めて小さな料理教室を開催する充実した日々を送っていました。

　しかし、徐々に身体に掻痒感が出現。PETの結果、残存腎機能が低下しており、医師からはPD単独の療法では限界であることが告げられました。

　同時に、HDへの移行や、週1回の血液透析併用療法【解説p167】などが提示されました。

　医師の診察後、外来看護師はAさんがどのような思いでいるのか気になり、看護面談の場を設けました。

外来看護師 先生からのお話を受けて、Aさんのお気持ちはいかがですか?

Aさん 先生は腹膜透析だけでは足りないから、血液透析も考えの一つだとおっしゃいましたが、私はできる限り腹膜透析を続けたいです。
血液透析を週1回する併用療法のほうが、いまの生活を維持できる気がします。
血液透析は、毎回針を刺されるでしょ?　私、痛みに弱くて。
それに週3回の病院通いは、時間も拘束されるし、仕事もできなくなってしまう。
完全にお仕事をリタイアしたら、週3回の血液透析も考えるけど、**いまはまだお仕事も料理教室も続けたいんです。**

外来看護師 わかりました。
いまのライフスタイルを続けることがAさんにとって大切な価値なのですね。
では、週1回の血液透析を併用するとしたら、ご都合のよい曜日はありますか?

Aさん パートがお休みの土曜日なら大丈夫です。

外来看護師 わかりました。
あと、Aさんが心配されている穿刺のときの痛みですが、痛みを緩和させる貼り薬やクリームなどがあります。
血液透析をする場合、事前にシャント手術も必要になります。

Aさん 昔、血液透析の患者さんに腕を見せていただいたことがあります。
手術するにはどのくらいの期間、入院するんですか?　痛いですか?

外来看護師 では、あらためて血液透析を行うにあたっての流れを説明しますね。
併用療法を取り入れたAさんのライフスタイルを一緒にイメージしてみましょう。

Aさんを 理 解 する

●Aさんにとっては2度目の療法選択です。透析導入時と同様に、まずはAさんが治療とともにどのように生きていきたいのかを把握します。

●残存腎機能の低下に伴い、PDだけでは透析不足になっています。Aさんはその現状をよく理解し、自分が続けていきたいことを医療者に言語化できています。

●この先の自分のやりたいことに合わせた療法の選択（週1回の血液透析併用療法）を自ら行えています。疾患に対して向き合い、疾患や治療を通して、前向きに生きようとする姿があります。

●以前、ピアラーニングでほかの患者さんからHDに関する情報提供をしてもらっています。現時点でのAさんの持っている知識を把握したうえで、あらためてHDに関する情報の修正や補足を行う必要があります。

支援のポイント

ケアの方針① その人を理解する
■現在の生活状況や仕事についての情報収集を再度行う。
■どのような気持ちでいるのか、どのようなことを大切にしているのか、どうありたいかを理解する。

ケアの方針② 信頼できる関係をつくる
■療法の変化は、ライフスタイルにも影響を及ぼす。患者が具体的にイメージできるように、よりよい方法を一緒に考える姿勢を示す。
■必要に応じて看護面談できる体制を整えておく。

ケアの方針③ セルフケアを支える
■治療方法が変わると、ライフスタイルがどう変わるのか一緒に考える。

ケアの方針④ 当事者の意思決定を支える
■PDだけの治療では残存腎機能がまかなえない場合、血液透析併用療法や、状況に応じて、完全なHDへの移行が必要となることを伝える。
■HDに関する情報提供を行う。
■シャント作成のための準備や、シャント管理についても事前に情報提供する。
■患者が納得したうえで、主体的に新たな治療スタイルを選択できるように支援する。

ケアの方針⑤ 多職種で取り組む
■多職種カンファレンスで患者の状況を共有する。
■Aさんに関する必要な情報を記録に残す。

身体的変化に伴う支援の検討

　週1回の血液透析併用療法となってから数年が経過しました。Aさんは60歳代後半。独居ですが、海外生活を終えて帰国した妹さんが、たまにAさん宅を訪ねています。

　Aさんからは、受診のたび「腰痛があって排液の処理がつらくなってきた」「視力がだんだん落ちてきた」「シャント肢側の指先にしびれ感がある」といった訴えが聞かれるようになりました。少しずつ身体的な変化を感じ始めてきたこともあり、仕事はリタイアしました。

　ある日、Aさんから「排液が濁っていて、腹痛もある」と病院に連絡がありました。腹膜炎を発症しており、入院となりました。腹膜炎完治まで、透析は一時的に週3回のHDに切り替えることになりました。

　今回のトラブルの原因として思いつくことを訊ねると、カテーテル接続操作中、誤って清潔部位に触れてしまったとのことで、これが腹膜炎の要因と考えられました。身体的な変化による症状も誘因の背景となっているようです。

　これを機に、HDへの完全移行も検討されましたが、Aさんの強い希望で血液透析併用療法の継続となりました。ただし、再び腹膜炎を起こさないための予防策として、これまで手動で行っていた透析液の接続方法をやめて、専用機器を用いての無菌的な接続操作に変更することになりました。

　不快な身体症状が目立ってきており、Aさんが望む血液透析併用療法を安全に継続するために、あらためて必要な在宅療養支援について検討をすることになりました。話し合いには、妹さんも同席しました。

外来看護師　今後も併用療法を続けるにあたって、Aさんが、いまのご自宅での生活で困っていることはありますか？　教えてください。

Aさん　腰痛があって、タンクに溜まった重い排液を**片づけるのがつらい**ですね。
あと、視力が落ちてきたので、排液が濁っていないかを**正しく判断できるのか不安**になってきました。

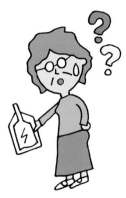

外来看護師 段ボールで届いた透析液を取り出すとかもおつらいですか？

ほかにもゴミ出しなどはどうでしょう？

お部屋の掃除や洗濯など、日常生活面も含めて。

Aさん そこは何とかできています。妹が家に来たときに、少し手伝ってくれることもあります。腹膜透析で出るゴミが多いのでまとめて出しています。**できることはできるだけ自分でしたいです。**

手のしびれはありますが、機器を使ってカテーテルをつなぐことになったので、どうにか自分でできます。

外来看護師 妹さんからは何かご意見はありますか？

妹さん 私はたまに姉の家に顔を出していますが、毎日はできないので……。

透析を手伝うことはできないから、**必要なら専門家の力を借りてもよいと思っています。** 以前の姉は、他人が家に入ることを拒んでいましたが、そうもいっていられないんじゃないでしょうか。

Aさん そうね…視力が落ちているので、排液の濁りに気づかなくて、**また腹膜炎になるのが一番怖い**です。今回、**お腹も痛くて、すごく不安でした。**

いろいろ身体に変化も出てきて、最近は歳をとったなと感じます。

外来看護師 今後も安全に腹膜透析を続けるために、排液確認がしっかり行えることは必要ですね。

たとえば、訪問看護師に定期的に来てもらって腹膜透析の状況を確認してもらうとか、訪問介護に生活面のお手伝いを依頼するとか、Aさんに合わせた支援を使ってみてはいかがでしょう。

訪問看護師はご自宅での相談窓口にもなれますし、ご自宅で安心して過ごせることにもつながると思います。

もし支援を使ってみて「必要ないな」と感じたら中止もできますよ。

Aさん そうなんですか？　**途中でやめることができるんですね。**

外来看護師 はい、そうです。

よろしければ、在宅療養支援に詳しい部門に、Aさんのことを相談して、どのような支援が適しているか聞いてみようと考えています。

要介護認定の申請をするなども考えてみてもよいかもしれませんね。

いかがでしょうか？

Aさん はい。そのあたりのことはよくわかっていないので、**お話を聞いてみたいです。**

よろしくお願いします。

Aさんを理解する

●時間の経過とともにAさんに身体的な変化が表れ始めました。以前は問題なくできていたことに支障を来していること、加齢による変化をAさん自身、自覚し始めています。

●妹さんの協力も得ながら、Aさんは「できることはできるだけ自分でしたい」という思いで、独居での療養生活を送っているようです。

●これらの変化を機に、医療者側からはHDへの完全移行も検討されましたが、Aさんは現状の治療法の継続を望んでいます。しかし、安全性を保ちながら治療を行える点においては、Aさんも不安を抱いています。

●できることは自分で頑張ろうとしてきたAさんにとって、妹さんの「必要なら専門家の力を借りてよいと思う」という言葉が後押しとなり、他者の支援を受け入れることへの抵抗感に変化が生じたのかもしれません。

●医療者は、Aさんの望んでいる療養生活を継続できるよう、支援をしていくことが必要です。Aさんができることと、他者の介入が必要であることを、Aさんと共有しながら見極めていく必要があります。状況に応じて、要介護認定の申請も勧めます。

●今回だけではなく、この先も加齢や身体変化に伴って、新たな変化、問題を生じることが想定されます。

●自宅でのAさんの様子を把握している妹さんや在宅療養支援者と、病院の医療者との情報共有と医療連携が重要となります。

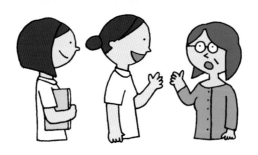

支援のポイント

ケアの方針① その人を理解する

- 自宅での療養状況やADLを聞いて、現状を理解する。
- Aさんが自分でできること、できないことは何かを見極める。
- 安全なPD継続のために改善すべき点について明らかにする。
- 外来受診のたびに、患者や家族に、現在の生活状況や支援環境に前回と変化がないかを確認し、最新情報を把握する。

ケアの方針② 信頼できる関係をつくる

- Aさんの望む生活は何かを聞く。
- 身近にいる妹さんにも、Aさんに対する思いを聞く。

ケアの方針③ セルフケアを支える

- Aさんがどのような気持ちでいるのか、どのようなことを大切にしているのか、どうありたいかを理解する。
- 本人の同意があれば、自宅訪問を検討する。
- 困ったときの相談窓口や在宅療養支援について、情報を提供する。
- 将来的に、新たな問題や変化が生じることを想定する視点も持つ。

ケアの方針④ 当事者の意思決定を支える

- 他者の支援が必要と判断される場合、患者自身が納得・理解のうえで支援を導入する。
- 状況に応じて、要介護認定の申請を勧める。
- 在宅療養支援に関する詳しい情報提供をする。

ケアの方針⑤ 多職種で取り組む

- 対話を通して理解したAさんのことを記録に残し、共有する。
- 地域連携担当看護師や医療ソーシャルワーカー（medical social worker：MSW）に、より具体的な在宅療養支援についての情報提供を依頼する。

血液透析へ移行

　Aさんは、訪問看護と訪問介護を導入して、血液透析併用療法を継続しました。

　しかし、PETの結果、腹膜透過性が亢進した状態を呈していました。PD歴も長期化し、合併症【解説p166】である被嚢性腹膜硬化症（encapsulating peritoneal sclerosis：EPS）の発症予防のため、医師からはHD【解説p156】への移行を提示されました。

　はじめは移行に不安を示していたAさんでしたが、必要性を理解してPDを中止。週3回のHD通院を開始しました。

　PDのカテーテル抜去日を決めるため、Aさんは妹さんと一緒に外来診察を受けました。Aさんの心境をフォローするため、医師の診察後、看護面談を行いました。

Aさん　手術の日が決まりました。ゆくゆくは、血液透析のクリニックも、家から近いところに通うことにしました。

外来看護師　そうなんですね。先日から週3回の血液透析を始めましたが、実際に経験してみていかがですか？

Aさん　昔、腹膜炎になったとき、一時的に腹膜透析を中止して、血液透析に切り替えていた期間があったから、何となくイメージはついていました。
いままで長く腹膜透析を続けてきたから、何となく寂しい気もするけど。
毎日の作業がないと思えば気楽かな。

外来看護師　これまで頑張ってきましたね。
今後は、長年続けてきたAさんのライフスタイルも変わるでしょうし、お気持ちをおうかがいしようと思ってお聞きしました。

Aさん　そうですねえ、**これまでよくやってこられたと思います。**
前向きにとらえるようにしています。
いままでは毎日、治療時間を考えながら生活していたけど、いまは仕事もしていないし、幸いクリニックも遠くないので、通うのも平気です。

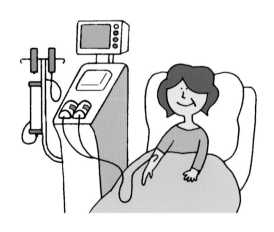

妹さん	カテーテルを抜いて落ち着いたら、**一緒に温泉旅行にでも行こうよって話をしているんです。** もう気兼ねなく温泉にも入れるでしょ。

それにもう歳なんだから、**1日おきに病院に通っているほうが私としても安心です。**
通院だって運動にもなるでしょ？
いまはいいけど、足腰が弱くなったらどうやって通えばいいのかしらね。

外来看護師	通院時の送迎の付き添いに、訪問介護を利用するという方法があります。

クリニックによっては送迎付きのところもありますね。
場合によってはそちらにクリニックを移る方もいらっしゃいますよ。
困ったらケアマネジャーに相談するといいですよ。

Aさん	そうなんですね。困ったら相談します。

外来看護師	ところで、Aさん、最近は身体の調子はいかがですか？

血液透析になってから気になることはありますか？

Aさん	**体重のコントロールが難しいですね。**

腹膜透析していたときと体重の増え方は違いますね。
やっぱり1日おきの透析だと、体重の調整は気をつけないとダメですね。
油断するとすぐ増えちゃう。

外来看護師	そうですね。

週3回の血液透析の場合の注意点とポイントを、一緒に確認しておきましょう。

Aさんを理解する

● これまでAさんは、自分のライフスタイルを維持して、やりたいことを続けるために、血液透析併用療法を続けてきました。自分で振り返っているように、頑張ってきたAさんの姿勢がうかがえます。

● 今回、看護面談を行ったのは、Aさんにとって生活の一部であったPDへの思いをくみ取り、治療方法の変更に伴う生活の変化をAさんがどのように感じているか、そして、これからどのように過ごしていきたいのかを理解する必要があるからです。Aさんのこの先の人生が、これまでと同様に前向きに進められるよう支援していく意図も含まれます。

● 治療の移行は、これまでのライフスタイルの変化も伴うため、身体面、心理面、社会面への配慮が必要です。Aさんは「これまでよくやってきた」と前向きにとらえながらも「寂しい気持ち」も語っています。まずは、表出された患者の思いを受け止め、共感や情緒的支援を行っていく大切な時期です。

●妹さんも「カテーテルが抜けたら一緒に温泉に行こう」「歳をとってからの運動にもつながる」など、Aさんの前向きな姿勢をバックアップする声掛けができています。Aさんを精神面でも支えていることがうかがえます。

●一方で、妹さんが、独居を続けるAさんの生活を心配している様子も見られます。妹さんの心配の背景には、老いていくAさんの療養生活への不安もあるでしょう。妹さん自身にも、在宅療養支援に関する知識・情報不足があるとも考えられます。

●必要な情報提供や提案を行う際に、身近な支えとなっている妹さんにも一緒に聞いてもらうことで、Aさん、Aさんと妹さん双方における不安の軽減につなげられると考えます。

●HDへ完全移行したことで体重コントロールが難しくなったと感じているAさん。Aさんの日々のセルフケア行動にも変化が必要となります。

●医療者はAさんのライフスタイルの変化を情報収集し、具体的な自己管理方法を一緒に考えたり、患者が困っていることや問題と感じていることなどを把握することが大切です。Aさんにおいては、過去に週3回のHDの経験があることや、前向きな発言が聞かれたことが治療の変更への後押しになっています。

●万が一、落胆や悲嘆が強い場合には、無理に確認せず、思いを傾聴します。患者の心境や状況、タイミングをみながら関わることが大切です。

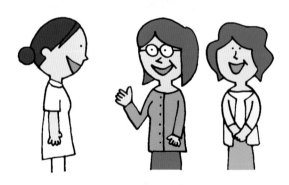

支援のポイント

ケアの方針① その人を理解する

- これまでの患者のライフスタイルの変化に伴う心境を理解する。
- 共感的態度で気持ちを話し合う。
- これからの生活のイメージについて話し合う。
- 状況に応じてAさんのセルフケアや生活状況および困っていることなど、具体的に聞き、把握する。

ケアの方針② 信頼できる関係をつくる

- 本人の思いを傾聴し、気持ちに寄り添う。
- Aさんに対する家族の思いや心配事を聞き、支援していく姿勢を示す。

ケアの方針③ セルフケアを支える

- Aさんがどのような気持ちでいるのか、どのようなことを大切にしているのか、どうありたいのかを理解する。
- 困ったときの相談窓口を提供し、支援体制を継続していくことを伝える。

ケアの方針④ 当事者の意思決定を支える

- Aさんの決断を肯定して、前向きに支援する。
- Aさんに必要なセルフケアの情報提供を行う。患者の悲嘆などが強い場合は、無理には行わず、タイミングを見計らう。

ケアの方針⑤ 多職種で取り組む

- 外来診察前に、在宅療養支援者からの報告書の内容を確認する（病院と違い、リラックスできる自宅だからこそ話せる重要な内容もある）。
- Aさん・家族の思いや現状を記録に残し、情報を共有する。
- 外来診察での変更点や共有すべき点は、在宅療養支援のスタッフにも報告する。

転倒をきっかけに最期のときの透析について考える

　　Aさんは、70歳代後半になりました。利用している訪問看護と訪問介護は、適宜、支援内容を調整しつつ、HD通院を継続していました。

　　ある日、自宅で透析へ行く準備をしていたとき、バランスを崩して転倒しました。痛みで動けないでいるところ、ちょうど通院送迎に来た訪問介護員（ヘルパー）によって発見されました。救急搬送され、大腿骨頸部骨折の診断で、緊急手術、入院となりました。リハビリテーションで杖歩行ができるまで回復しましたが、Aさんの独居を心配する妹さんは、長期療養型施設への入所などをAさんに提案しました。

　　しかしAさんは、かねてから他人と暮らすことを嫌がっており、「何とか自宅で暮らしたい」という強い思いがありました。

　　そこで、退院前に、在宅療養支援の調整と見直しを行うために、医師、病棟看護師、外来看護師、訪問看護師、ケアマネジャーを含めた、多職種カンファレンスを開催し、自宅退院に向けての支援調整がなされました。

　　退院を数日後に控えたある日、妹さんが面会に来院したので、お話をうかがいました。

妹さん　姉は昔から決めたことを曲げない人なので、言いだしたら聞きません。
　　今回はたまたまヘルパーさんが倒れているのを見つけてくれたからよかったけど。
　　なるべく私も様子を見に行くようにはしますけど、お互いに歳も歳でしょう？
　　私が行けないときは、うちの子どもにも頼んで行ってもらうことにしました。
　　最近は、先々の万が一のときのことも二人で話しているんですよ。
　　終活っていうのかしら。

Aさん　わがまま言って申し訳ないけど、**どうしても施設には入りたくなくて。**
　　気を使うのが嫌なんです。
　　妹がいろいろやってくれて感謝しています。
　　今回から自宅に、何かあったときの緊急ボタンを付けることにしました。
　　今回は手術でここまで回復したけど、**この先、透析もできなくなることがあるんじゃないかな、とか考えたりします。**
　　妹とも話して、もしものことがあったら延命処置はしないで、って言っているんです。**最期は苦しまずにいきたいよね、って。**
　　父と母を看取ったときも思ったけど、やっぱり誰かに迷惑をかけてまで生きるのは嫌ですね。
　　最期のときって、透析はどうなるんですか？
　　いろいろ考えるようになりました。
　　この先何が起こるかわからないし、**自分の希望を書いておこうかしらね。**

病棟看護師　とても大事なことですね。
　　Aさんと妹さんとでいろいろとお話しされたこともあるのですね。

今度、「最期のときの透析」については、医師と一緒にお話ししましょう。

妹さんも一緒にお考えのようですし、ぜひご一緒にお話ができたらと思います。

妹さん　そうね、私も聞いておいたほうがいいわよね。

病棟看護師　こういうお話は、いざというときに急に決められるものではないですからね。

日ごろから、Aさんの在宅生活を支えるケアマネジャーさんや訪問看護師さんにも、ぜひ伝えてみてくださいね。

Aさんを理解する

●妹さんは、独居であるAさんを心配していますが、Aさんはあくまでも、これまで同様自宅での生活を強く希望されているようです。一方で、心配してくれる妹さんに感謝の気持ちを持っています。

●今回のエピソードをきっかけに、Aさんは妹さんとともにエンド・オブ・ライフ期について考え始めたようです。これは、近年普及しつつあるアドバンス・ケア・プランニング（advance care planning：ACP）を考えるきっかけとなる場面です。

●Aさんは、自分にもしものことがあったら「延命処置はしない」そして「最期は苦しまずにいきたい」という意思を持っています。その背景には、両親を看取ったときの体験があるのかもしれません。

●Aさんは、いざというときに、自らの意思を伝えられない状態になる可能性を想定して、「自分の希望を書いておこう」と考え、最期のときの透析についても思いを寄せています。腎不全の領域において、エンド・オブ・ライフ期の透析継続について考えることは重要です。

●ACPにおいて注目される点は、意思決定までのプロセスです。人の思いは、時間の経過や環境・状況によって変化し得るものであり、医療・ケアの方針についての話し合いは繰り返されることが望ましいといえます。

●ACPに関する話し合いの際には、本人の意思を推し測れる家族や信頼できる方、在宅療養の支援者も含めて行うことが重要です。

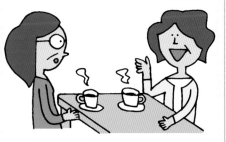

支援のポイント

ケアの方針① その人を理解する

■自宅での療養状況やADLを聞いて、生活状況を理解する。

■Aさんや妹さん（家族）は、最期をどのように迎えたいと思っているのかを聞く。

ケアの方針② 信頼できる関係をつくる

■Aさんの望む生活は何かを聞いていく。

■身近にいる妹さんにも、Aさんに対する思いを聞く。

■じっくりと気持ちを聞き、共感の姿勢を示す（心理的支援を重要視する）。

■看護面談の場面を通して、信頼関係の構築を目指す。

ケアの方針③ セルフケアを支える

■Aさんがどのような気持ちでいるのか、どのようなことを大切にしているのか、どうありたいかを理解する。

■困ったときの相談窓口となり、医療者や在宅療養支援者たちがサポーターであることを伝える。

ケアの方針④ 当事者の意思決定を支える

■Aさんが支援や、疑問・質問を求めてきた機を逃さない。

■Aさんの望む医療・ケアを受けるために、前もってAさん自身が考えられる環境（話し合いの場）をつくる。

■この環境は医療者が無理やりつくるのではなく、話すきっかけやタイミングを見定めて、自然な流れで本人や家族の思いを聞く。

ケアの方針⑤ 多職種で取り組む

■対話を通して理解したAさんのことを記録に残して、共有する。

■病院の医療者だけではなく、在宅療養支援チームとも共有する。

エンド・オブ・ライフ期

患者にとって、最期まで尊厳ある生き方を実現することが最も大事ですが、これは残される家族にとっても、極めて重要な意味を持ちます。

患者の意向に沿った家族の意思決定

　Aさんは一人暮らしを続けていました。数年経過したころ、肺がんが見つかりました。手術はせず、放射線治療を行いましたが、次第に呼吸器症状が出現し、妹さん同席のもと余命半年と告知を受けました。

　Aさんは、もともと延命処置を希望せず、できる限り苦痛を取り除いて生活することを希望されていました。

　妹さんへの負担を避けるため、訪問診療や訪問看護、訪問介護を最大限利用しながら自宅で過ごしていましたが、呼吸状態が徐々に悪化。食事摂取量も落ちて、体重増加も少なく、透析時間も短縮されました。医師から妹さんへ、状態が厳しいことが伝えられました。

　透析回数を減らして、通院による負担を軽減し始めたころ、Aさんは自宅での様子を知る訪問看護師から入院を勧められました。「ひとまず入院して症状緩和をしましょう」という言葉に、Aさんも了承し、病院へ搬送されました。

　入院後は、鎮静の影響もあり傾眠でしたが、妹さんや姪との面会には少し目を開けて笑う様子もありました。次第にHD中の血圧低下やせん妄が出現し、安全・安楽な透析の継続が困難となりました。意識が朦朧としたなか、「もう透析には行きたくない」と訴えるようになりました。

　今後のAさんの透析継続について、妹さんとその家族も同席しての話し合いの場を設けました。医師からは、透析自体がAさんの体力を消耗させていること、Aさん自身が透析を苦痛に感じていること、一方で、透析をしないことは死につながることも含めて現状説明がなされました。

妹さん 以前より姉からは、最期は苦しみたくない、延命処置はしないで、といわれていました。

正直、家族としては、透析をやめる＝死、という思いがあって、透析をやめる決断ができずにいました。

でも、いまの姉の姿を目の当たりにすると、これ以上苦しい思いはさせたくないですね。

姪 伯母の意思は、これまで母から聞いていました。

伯母が自分の意思をはっきりと伝えられないいま、このときのために、これまで話してきたと思います。

ここでの決断は、伯母の意思と思っています。

妹さんはじめ、親族の皆さんの同意のもと、Aさんは透析を中止。数日後、妹さん家族に見守られながら息を引き取った。

Aさん（支援者）を理解する

● 人生の最期のときを自分の意思に沿うかたちで迎えられるか、これは腎不全の方のみならず、誰しもが直面する永遠のテーマです。

● Aさんは、以前から妹さんへ自身のエンド・オブ・ライフ期についてお話をされてきました。ただし、「最期は苦しみたくない」「延命処置はしない」という思いを伝えてきても、透析をやめることは死に直結します。いざという局面で、家族の最終決断は揺らぐものです。その気持ちは当然起こるべき反応です。ときには、意思決定ができない家族もいるかもしれません。

● 医療者は、家族の受け止め方を確認して、多職種間で共有しておかねばなりません。

● 維持透析患者のエンド・オブ・ライフ期には、透析を続けながらQOLの維持向上も意識した生活が過ごせるよう医療者は援助を続けます。

● 最終的には限界を見極めなくてはならないときが来ます。それは、HDの見合わせを考える時期です。

● 死への過程を、可能な限り痛みがなく、穏やかで尊厳のあるものに導き、Aさんの妹さんのような家族の方々が「よい最期であった」と考えられるような支援が必要です。

支援のポイント

ケアの方針① その人を理解する

> ▮医療者から家族に提供された情報（患者の状態、治療方針など）の理解や、受け止め方を確認する。
>
> ▮患者本人の意思を、家族がどのようにとらえているのか確認する。

ケアの方針② 信頼できる関係をつくる

> ▮家族の思いを傾聴する。
>
> ▮エンド・オブ・ライフ期における家族の揺れ動く気持ちを受け止め、考えが変わってもよいことを伝える。

ケアの方針③ セルフケアを支える

> ▮患者や家族の最終決断までの過程をともに考える。

ケアの方針④ 当事者の意思決定を支える

> ▮家族の最終決断を、肯定的な姿勢で受け止める。

ケアの方針⑤ 多職種で取り組む

> ▮患者・家族の思いや希望、受け止め状況や疑問などについて、多職種間で共有する。

Chapter 4

意思決定を支える看護ケア

　Chapter4では、医師、看護師、臨床工学士、管理栄養士、臨床心理士、薬剤師、医療ソーシャルワーカー（medical social worker:MSW）などが関わる多職種チームによる協働型の腎不全医療・ケアを解説します。

　前半では、外来時の看護ケアとし、多職種での「カンファレンス」におけるケア計画の立案・評価・支援方法の確認、支援のための具体的な方法である「面談」、セルフケア能力を高めるための教育的支援としての「腎臓教室」や「個別支援」、そのための「教材」、さらにはピアラーニングを意図した「患者同士の学び合いの場の設定」などを取り上げます。

　後半では、透析導入決定後の看護ケアとして、導入時に医療者や患者・家族と行う「導入時カンファレンス」、退院後の患者の生活に合わせて利用を検討する「退院後療養者訪問」について解説します。

外来時の看護ケア

慢性腎不全の保存期の患者は、定期的な外来診療が必要です。この時期は、患者のセルフケア能力を高め、保存期を長く維持できるように、外来で支援活動をするためのしくみづくりが重要となります。

外来時の医療提供のしくみ

外来時の看護ケアの目標

保存期においては、透析への導入までの期間を少しでも遅らせるようにセルフケア能力を維持し、高めることが目標となります。

腎不全の治療や悪化予防のためには、食事や塩分制限、運動療法、血圧調整など、ライフスタイルの修正や個々の生活の調整が必要となります。

患者を支える医療体制

ライフスタイルや仕事、病気への向き合い方などは、さまざまです。医療者は患者の個別性を理解し、患者自身がライフスタイルを修正し、自らがそれを実践できるように支援することが大切です。

そのためには、患者を多角的な視点で支える医療体制（図4-1）を整えていくことが重要となります。

カンファレンス、面談、ピアラーニング、腎臓教室など、さまざまな場や方法を作り出し、それらをつなげて効果を発揮する有機的なケアのしくみを解説します。

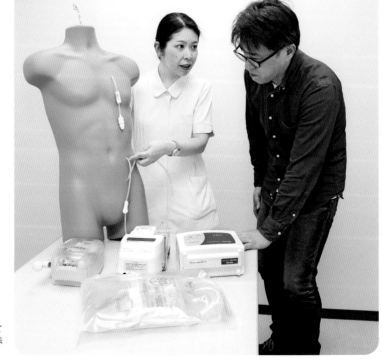

患者面談では、模型などを使って具体的な療法の説明を行い、療法選択につなげます。

図4-1　外来における多職種でのケア提供システム例

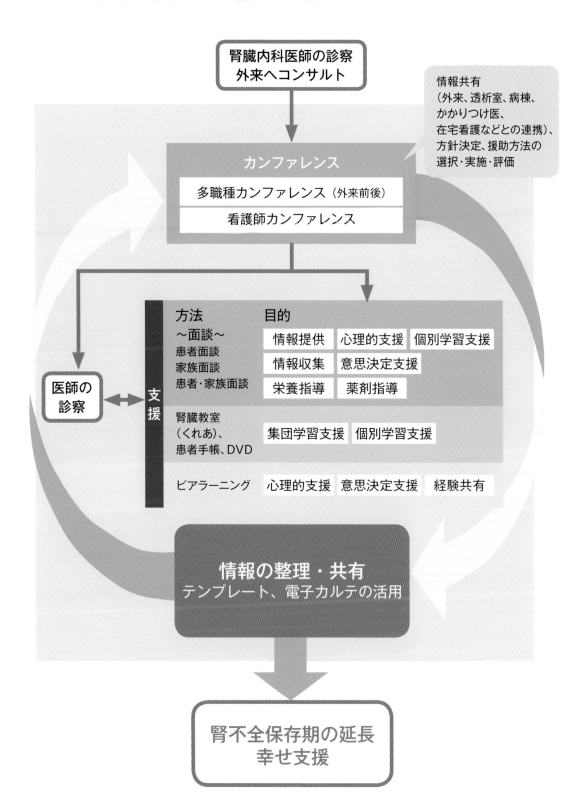

［外来時の看護ケア①］
外来カンファレンス

カンファレンスは、さまざまなタイミングで開かれます。カンファレンスごとに具体的な目的は異なりますが、大きな枠組みでとらえると共通しています。すなわち「患者の現状と支援課題の共有」と「チームで行う支援の方針・方法の決定」です。

カンファレンスの目的

患者の現状と支援課題の共有

看護師、医師、臨床心理士などの医療者は、日ごろから知覚を敏感にして患者の変化に意識を向けて、患者の支援課題が何かを気づけるよう準備します。

カンファレンスを開催する目的の一つは、 患者や家族のニーズや問題を、多職種間で共有することにあります。個々の医療者が感じた引っ掛かりや気づき、関心を、カンファレンスの場でほかの職種と共有し、多角的に意見交換することで、患者の現状や、患者の抱える問題の全体像を明確にすることができます。

看護師の声 看護師の関心が、患者や家族の支援ニーズを見出す

入院中の患者ならば、その場を逃してもまた接する機会があります。しかし外来患者の場合、病院内で接する時間は、本当にわずかしかありません。限られた時間で、何をどう見抜くかが大切です。

外来受診時の短い時間のなかで、患者の言葉や表情、風貌を観察し、前回の外来との違いや変化がないかに意識を集中させて、支援を要する課題を敏感にとらえるようにしています。

チームで行う支援の方針・方法の決定

チーム医療では、それぞれの職種に役割があり、機能を「分業して支援を行う」ことが多くなります。

一方で、面談などでは、複数の職種が同席し、それぞれが患者の反応をとらえながら、自分の専門性の立場から関わるといった、「協働して支援を行う」場面も少なくありません。

患者の抱える問題やニーズに即して、それぞれの職種の強みや専門性を前提にした役割分担を決めたり、協働の場面を検討したり、支援の順番などを具体的に検討し決定することも、カンファレンスの重要な目的の一つです。

看護師の声 分業して行う支援

　透析に対して強い拒否反応がある患者には、あえて透析の話はしません。先に臨床心理士に介入してもらい、透析とは関係ない話からしてもらうこともあります。

　臨床心理士との会話のなかで、「やっぱり透析が必要だと思っているのよね」という言葉が患者から出たら、「では、透析の話を看護師から聞いてみますか？」という流れになって、私たち（看護師）が介入していくこともあります。

外来時に行うカンファレンス

　外来時に行うカンファレンスは、「外来診療前」と「外来診療後」の2つに大きく分けられます。それぞれのカンファレンスで実施する目的が異なります（表4-1）。

表4-1　**外来時に行うカンファレンスの目的**

開催のタイミング	目的
外来診療前	診療開始前にその日に関わる患者の最近の状況を確認・共有し、その日のケアの目標や方針をすり合わせる。
外来診療後	実施したケアの内容とその反応を共有・評価し、次回外来時のケアの方向性を決める。

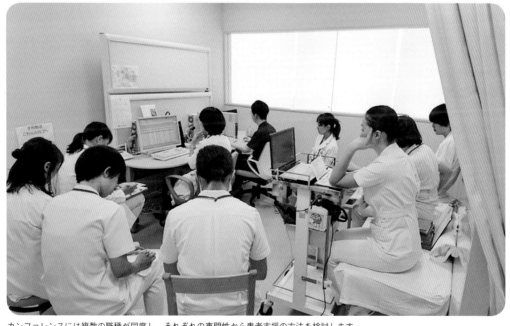

カンファレンスには複数の職種が同席し、それぞれの専門性から患者支援の方法を検討します。

外来診療前のカンファレンス

筆者の勤務する医療センター（以下、センター）には、eGFR15mL／分／1.73㎡未満の患者を対象に、医師、看護師、管理栄養士、臨床心理士の多職種で協働して支援する腎不全外来があります。

外来診療開始前に、当日外来診療を担当する医師、看護師、管理栄養士、臨床心理士が受診予定のすべての患者についての支援方針や課題を話し合います。

センターの腎不全外来では、1日に20〜30人の外来患者の予約があり、30〜60分程度の時間をかけて、カンファレンスを行います。

効率的にカンファレンスを進めるためのポイントを紹介します。

事前の患者の情報収集

外来では、毎回同じ看護師が同じ患者を担当するとは限りません。外来を担当する看護師は、その日に関わる患者に関して、これまでの記録などを確認し、患者の状況などの情報を事前に収集し、把握しておきます（図4-2）。

カンファレンスの進め方

カンファレンスの冒頭で、主治医に患者の簡単な病歴や闘病の経緯、現在の身体問題に対しての治療方針を説明してもらい、チームで共有します。

看護師は、前回までの患者の身体・心理・社会面の状況と、それに対し行ったケアの評価から、その日にどのような目標で看護を提供するのかをプレゼンテーションします。

前回までに健康運動指導士や管理栄養士、臨床心理士などの多職種が介入している患者の場合は、各職種から報告を聞き、その場で直接意見交換をしたり、看護師としてはこう関わりたいという提案をしたりもします。

話し合われた内容は、カルテにカンファレンス記録として保存し、次回以降のカンファレンスで共有します。

図4-2　情報共有のためのテンプレート例

腎不全保存期記録		腎臓内科　外来	
作成：2020/○/×（金）		作成者：看護師○○○	
基本情報	主治医		
	面談時間	：　　～　　：	
	対象者		
	原疾患		
	CKDステージ		
	生活背景	家族	
		住所	
		職業	
		食事	
		社会資源	
		その他	
	これまでのプロセス		
	疾患についての本人の受け止め方		
	価値観・信念		
	これから望む生活		
指導項目	腎臓のはたらき	実施日：	
	現在の腎機能	実施日：	
	原疾患の理解	実施日：	
	血圧管理	実施日：	
	食塩	実施日：	
	タンパク	実施日：	
	カリウム	実施日：	
	データの見方	実施日：	
	内服薬について	実施日：	
	リン・カルシウム	実施日：	
	CKDの合併症	実施日：	
	腎代替療法	実施日：	
	運動	実施日：	
	アセスメント・看護問題	実施日：	
	次回指導の課題・ケアの方針	実施日：	
療法選択	本人の反応・受け止め		
	透析に関する思い		
	アセスメント		
	導入までの計画		
	腎不全医療の概要		
	腎移植		
	PDファースト		
	社会保障		
	PD		
	PD見学		
	HD		
	HD見学		
	HHD		
	患者紹介		

カンファレンスで検討する内容例

①セルフケアがうまくいかない原因

　腎不全患者がセルフケアを維持するためには、食事管理や療養行動などで大変な努力を要します。療養期間が長期にわたると、患者によってはセルフケア行動に変化が起こり、体調維持がうまくいかなくなるケースもあります。外来で患者の変化を早く見出して、その理由や対応を多職種で考えていきます。

看護師の声

セルフケアができない理由を探る

　塩分過多や体液過剰など、トラブルが続いたり繰り返す患者については、「何で繰り返してしまうんだろうか」をカンファレンスで多職種と話し合い、介入の糸口がどこにあるかを探ります。

②患者の受容段階に応じて生じた支援課題

　慢性腎不全という病気をどう理解し受け止めているのかは、患者の性格や病期・病状によって異なります。受け止め方や病気の認識の仕方によっては、セルフケア行動に影響が出たり、ときには心理的な問題や、家族間の問題につながることがあります。

　特に、病状が悪化し症状が出現した場合や、腎代替療法導入の時期が近づいたなどで支援を要する課題が生じた、あるいはそれが予測される場合は、カンファレンスで情報を交換し、何が支援課題になるのかを話し合って、支援方法の検討につなげます。

③患者の抱える問題

　患者の様子が「何か変だな」と感じていても、看護の領域だけでは何が起こっているのか明確にできないケースも少なくありません。そのようなときは、立場の異なる専門職が、情報を交換しながら話し合うことで、患者の生活や心理的、社会的状態に関する状況理解が進むことがあります。支援課題が明確になると、どのような支援がベターなのかを多職種で話し合いながら支援の方向を見出すこともできます。

看護師の声

患者の抱えている問題を探る必要があるとき

　原因や背景を探っていくと、心理的なものが関係していそうだと感じたときは、臨床心理士に関わってもらいます。
　臨床心理士が関わることで、患者が抱える問題の新たな部分が拾えたり、「この患者には、こんな関わりをしばらくしたほうがよさそうだ」と、ケア方法や対処的な関わり方が見えてきて、患者の状態がよくなったりします。

④面談担当者間での役割分担

多職種の関わりを有効にするためには、それぞれのケースで各職種がどのような役割分担をするか、どのような内容を面談で話し合うか、それをどのように次の面談につなげるかなど、面談担当者やその順番などを話し合います。

> **看護師の声　疾患に対する患者の拒絶感が強いとき**
>
> 拒絶感が強い患者では、看護師が説明しても「聞く耳持たず」という状況になることがあります。その患者の問題となる点や支援すべき内容によって、どの職種から関わるか、外来前のカンファレンスで順番を決めています。
>
> 外来終了後に再びカンファレンスで相談し、それを次回につなげることもしています。

⑤家族関係の確認

患者の意思決定支援では、生活背景や、患者と家族の関係性への理解が大切です。自宅でどのような生活を送っているのか、どのような家族関係なのか、食事は誰がつくるのか、家族からのサポートはあるのか、家族の健康状態などに問題はないかなどを、よく理解しておきます。今後どんな療法を選択するうえでも、家族関係の情報は重要となります (表4-2)。

表4-2　選択した療法に家族関係が影響する例

療法	家族関係の影響
血液透析を選択	今後、週3回定期的に家を不在にする必要がある。もし、患者が自宅で家族の介護をしている場合、患者が透析のために病院に出掛けている間は、家族を一人にできないため、社会資源を利用したり、すでに利用しているならば利用頻度を増やす必要も出てくる。
腹膜透析を選択	手技については患者本人が覚えることができても、患者のADLの状態によっては物品の準備や片づけに、家族のサポートが必要な場合もある。
移植を選択	生体腎移植などは、必ず提供者である家族の意思が必要。

⑥患者と家族の意見が異なるときの対応

患者が療養生活を送るうえで、患者と家族との間に考えのズレがあったり、葛藤が生じたりすることがあります。そのようなときは、家族関係に関する調整が必要となる場合もあります。

カンファレンスで情報を共有し、どのような対応をとるかを話し合います。必要な場合は、家族関係に関する支援課題を明確にできるよう、面談を実施して患者と話し合います。

Bさん（50代／男性／独身、CKDステージ5）の外来診療前カンファレンス

「保存期であるいまは自己管理を頑張りたい」という思いに沿い、外来受診の際には看護師が面談をしてきたが、腎機能が徐々に低下し、腎代替療法について具体的に話をする段階になった。

医　師：Bさんの腎機能データを考えると、そろそろ療法選択の話もしていきましょう。

看護師：前回のBさんとの面談のときに、少しずつ腎機能が下がってきたので、透析という言葉を出したら、急にBさん下を向いてしまって。透析の話を違う話題にそらす感じがあったんです。透析に対して何か拒否感があるようでした。

心理士：私もこの前から看護師さんの面談に同席させてもらったのですが、Bさんの様子が気になりました。

医　師：Bさんが透析という言葉に対して、なぜ拒否的な反応を示したのか、その背景や原因をまず確認したほうがよさそうですね。
たとえば、透析に対して悪い印象を持っているとか、透析自体のイメージがつかないことへの不安とか、そもそも腎不全という疾患を受け入れられなくて透析という言葉にショックを受けたのか、など、何か理由があるのかもしれませんね。

看護師：前回、看護師が透析の話を出したこともあるし、また今日も看護師がはじめに面談すると、もしかしたらBさんは「また透析の話をされる」と身構えてしまう可能性もありますね。

心理士：前回の様子から考えると、Bさんは、誰かと話をすること自体に苦手意識はなく、むしろ話好きな印象を受けました。
今日は、まず先に心理士とBさんとで面談をして、日常的な話や生育歴などの話題から、透析に対して拒否的になるようなエピソードがないか確認してみます。

医　師：わかりました。今日はそのプランでいきましょう。
Bさんの反応を見て、透析の話も効果的な進め方を検討しましょう。

外来診療後のカンファレンス

　外来診療終了後に行うカンファレンスでは、対応困難な患者に関して、その日の外来時の状況や今後の課題などの情報を共有します。また、今後の支援や対応方法に関する具体的な内容や、職種間での役割分担などを検討します。時間は30分程度です。

カンファレンスの進め方

　カンファレンスの参加者や進め方は、外来診療前に行うカンファレンスと変わりません。そのなかで看護師は、今日の患者の身体面（主にセルフケアを良好に行えているか）、心理面（主に現時点での疾患受容の段階）、社会面（仕事や家族などのことでセルフケアが困難となる要素はあるのか）がど

うだったか、また外来診療前に話し合った目標の達成度はどうだったかを話し、参加メンバーが情報共有できるようにする役割を担います。

　カンファレンス後は、カルテに次回の外来診療時に重点的に支援してほしい部分や課題、方針などを追記して、次の受診時の支援につなげます。

CASE

Bさん（50代／男性／独身、CKDステージ5）の外来診療後カンファレンス

医　師：今日は、Bさんはどのような話をされていましたか？

心理士：はい。外来開始前にしたカンファレンスのとおり、私がまず面談をしました。
　　　　あまり構えてしまう印象もなく、最近の体調についてなどの話から、これまでどのように生きてきたかについてなどじっくり話をしてくださいました。
　　　　そのなかで、以前自分の同僚に血液透析をしている人がいたが、体調が悪くなって入院され、会社を辞めてしまった、という経験を話されました。
　　　　そのせいか血液透析は怖い、体調が悪くなり、働けなくなるのではないかというイメージを持たれているとのことでした。

医　師：そうだったのですね。

心理士：はい。お話を聞いたあとで、透析には血液透析以外にも療法があるということ、そして会社に元気に通いながらも透析をされている方、趣味や旅行をしていらっしゃる方も大勢いるという話をし、少し透析の話を聞いてみませんか、という提案をして、次に看護師さんの面談につなげました。

医　師：看護師さんはどうでしたか？

看護師：はい。心理士さんが面談で得た情報を事前に聞いてから面談に入りました。
　　　　Bさんはお会いすると、「透析って、血液透析以外にもあるって聞いたのですが、ほかにどんな方法があるのですか？」と質問されるところから面談が始まりました。

医　師：なるほど。それでどのような感じでしたか？

看護師：今日はパンフレットを用いながら、血液透析、腹膜透析、腎移植のそれぞれの概要についてお話ししました。
　　　　やはり私にも、同僚で血液透析された方についてのエピソードを話され、恐怖感があることを話されていました。
　　　　そのため、透析を行いながら仕事を元気に続けられている方、家族とのご旅行を定期的にされている方も大勢いて、実際に会ってお話を聞く機会をつくってみてはどうかと提案し、「そんな機会があるのですね、ありがとうございます」という反応でした。
　　　　次回の外来受診時でピアラーニングを設定してみるとよいように思いました。

医　師：わかりました。それでは次回、私からもピアラーニングの提案を行ってみますね。それでBさんにとって今後どのような変化があるか、また皆さんで経過を見ていきましょう。

［外来時の看護ケア②］
面談

病いの期間が長い慢性腎不全では、患者の心理面・身体面の状態がたびたび変化します。
そのときどきの患者の気持ちに寄り添うために、繰り返しの面談が欠かせません。

面談の目的

意思決定支援においては、患者理解、すなわち「一人ひとりのことをよく知ること」が重要
です。面談で患者を理解するうえで必要となるさまざまな情報を得て、患者の意思決定支援に
つなげます。

腎不全保存期の外来患者に対して行う面談の目的は、次のように整理されます（図4-3）。

図4-3　意思決定支援を行うための面談の目的

① 患者や家族の生活状況や背景など、基本的なことを理解する。

② 患者や家族が病状や治療法などをどの程度理解しているのか、どのように対応しているのか、を
把握・確認し合う。

③ じっくりと気持ちを聞くなどして、精神の安定や安寧などの心理的支援を行う。

④ 保存期教育、腎代替療法選択における情報提供をする。

⑤ 患者のセルフケア状況が維持されているか確認する。

⑥ 信頼関係を構築する。

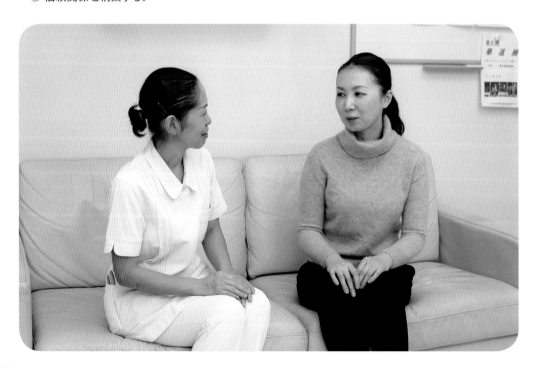

面談実施の判断基準

　毎回すべての患者に面談が必要というわけではありません。面談が必要かどうかは、主に多職種カンファレンス時に、医師や看護師、臨床心理士などで話し合いながら検討します。

　以下に、筆者の勤務する医療センターにおける多職種での初回面談実施の判断基準を示します（図4-4）。

図4-4　初回面談実施の判断基準

● 身体症状（血圧、体重、自覚症状など）の出現あるいは増強が見られる場合

● 腎機能の低下を招くような健康問題の解決が困難な場合

● 生活環境の面で、サポートが必要だと考えられる場合

● 腎代替療法への拒否感が強い場合

● 関係性の構築が難しい場合

● 病状の進行が見込まれる場合

● 生活背景が見えにくい場合（生活状況の確認が必要な場合）

● 家族への支援が必要な場合（患者と家族との間で、状況認識のズレなどがある場合）

CASE

食事の自己管理不十分で体重増加が著しい患者への面談を検討

医　　師：これまでGFRが15以上あったので医師が単独で診察していたのですが、この患者さん、体重増加が抑えられなくて……。
　　　　　食事の話は何度もしましたが、なかなか体重のコントロールが図れません。
　　　　　今度から看護師さんにも介入をお願いしたいです。

看護師：わかりました。もう少し詳しく食事について聞いてみます。
　　　　　ちなみに運動は普段何か取り組んでいる方ですか？

医　　師：まだそれは聞いたことがないですね。
　　　　　仕事が忙しいと言っているからあまり運動できていない印象だけど……。
　　　　　それと仕事のストレスがかなりあって、そんなときはついたくさん食べてしまうと言っているのは聞いたことがありますよ。

看護師：わかりました。ではお話を聞いてみて、運動に関しては健康運動指導士さんの介入が必要か検討します。
　　　　　仕事のストレスはどんなことか、それも詳しく聞いてみます。

心理士：そうですね。ストレスに対して食事摂取以外の方法を提案できるかもしれないので、私も看護師さんの面談のタイミングに同席しようと思います。

看護師：そうですね。そうしましょう。

面談の構成

面談では、聞く力、話す力を持つことだけでなく、担当者選びや面談にかける時間、対話の流れ・内容について、あらかじめ検討して、構成を決めることが重要です。

面談の基本的な流れ

面談では、まずは話を聞き、患者に伝えたいことを話し、最後は理解度や気持ちを確認して、次につなげるという流れで全体の展開を構成します。

患者の話を聞く ➡ 患者に伝えたいことを話す ➡ 理解度や気持ちを確認する

面談担当者の検討

面談は必ずしも看護師と患者の一対一で行う必要はありません。2名以上の医療者（多職種）で面談を支援することで、面談者と患者ともに緊張が和らぎ、やりとりがスムーズになることがあります。また、最初に介入した職種との会話が一区切りしたあとに、ほかの職種にバトンタッチし、医療者各々の専門性を踏まえて、多職種で連携しながら関わる方法もあります。

身体面や生活面については看護師が、精神面については臨床心理士が、運動面については健康運動指導士が、食事に関することについては管理栄養士が、といったように、面談担当を分担しながら支援しています。

多職種が関わる面談を始める前には、診療を行う医師から患者に、医療チームで診療していること、そのため多職種との面談が必要であること、を伝えてもらいます。医師以外の医療者が面談をする理由や目的を事前に患者に説明することで、その後の医療者と患者との関わりがスムーズになります。

> **看護師の声** 臨床心理士に面談を依頼した例
>
> 透析という言葉を出したら、"もうそれ以上は入ってこないで"と心のシャッターを閉められてしまったことがあったんです。一度そういう状態になったら面談は難しいので、臨床心理士に「ちょっとお話ししてもらえますか？」とお願いしました。
> 患者によっては、療養生活をうまく継続できないときの罪悪感や無力感について、医師や看護師には話しにくいと考える人もいます。そういう場合も、臨床心理士に入ってもらいます。臨床心理士が、医師や看護師の支援とは異なる接し方や言葉掛けをすることで、疾患への受容状況や、患者の疾患に対する理解度（知識が不足しているかどうか）、患者の不安など、医師や看護師の面談ではとらえきれなかった内容を把握することにつながることがあります。

環境の調整

面談の目的によって、面談を実施する場所や、座る位置に配慮します。

■面談を実施する場所

①個室面談

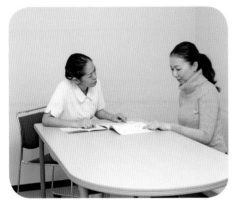

はじめての面談は、個室面談を選択します。原疾患や生活史などについて詳しく聞くケースがあるため、プライバシーが確保できる部屋で行います。

②ベンチ面談

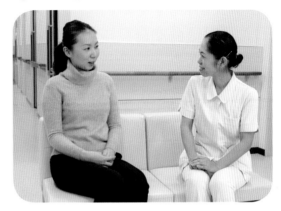

患者との関係性ができているときは、状況に応じてベンチ面談を選択します。

一方で、たとえば、患者がわざわざ時間を設け面談を行うことに抵抗を感じているようならば、診察前の待ち時間にベンチ面談を行うことで時間を有効に使うことができます。

ベンチ面談後、患者の緊張が和らいだと思われた時点で、個室面談に入る判断をする場合もあります。

● 周囲の状況や会話の声の大きさに注意する。
● 長時間にならないよう心掛ける。

■面談で座る位置

①正面

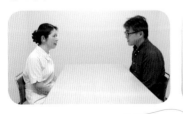

②斜め

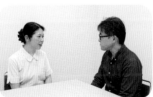

③横

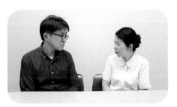

看護師の声

座る位置の選択

　初回面談時、患者が記入した記録をもとに「一緒に振り返ろう」というときには、リラックスできるようあえて斜めに座ります。患者によっては、近づくのが苦手な人もいると思うので、反応も見ながら「この位置ではよくなかったかな」と思ったら、違う位置に座り直します。

面談時間

面談に時間をかければかけるほど、患者は負担を感じやすくなります。

初回面談や、継続的に行う面談であっても、1回の面談時間は長くても30分程度を心掛けます。患者に変化がないこと、安定した生活を送れていること、患者の目標が達成されていることを確認するだけならば、5分でも十分な場合があります。

外来の限られた時間での面談は、ほかの外来患者へのケアや面談を要する別の患者のケアと調整をしながら、時間を按分する必要があります。

限られた時間内で面談の目的を果たすためには、対話の仕方や話の押さえ方に関する対話（面談）技術が求められます。

> **1回の面談時間は
> 長くても
> 30分程度**

面談時の工夫

面談の構成を決め、診療を開始してから、実際の患者との面談を行います。しかし、患者と実際に会ってみると、事前の計画どおりに会話が進まない場合も少なくありません。状況に応じて、会話の内容や話の進め方を変更することも大切です。

以下に、具体的な場面で会話の工夫例を紹介します。

①患者があまり語ろうとしないとき

面談で患者の人生観や腎代替療法への思いについての情報収集をしようと計画したが、実際の面談では、患者があまり語らず、話の糸口となる話題を探すことに悩んでしまった。

工夫 疾患や治療にはふれず、まったく違う話題を投げ掛けるのもよいでしょう。それによって、患者が少しでも心を開くきっかけになるかもしれません。たとえば「ご出身はどちらですか？」という質問から、これまでの生活史を語ってくれることもあります。

それでも対話が難しい場合は、多職種カンファレンスなどの場で、さまざまな視点から意見を出し合い、対応を話し合います。

②患者に「面談する時間がない」と言われたとき

面談のはじめに患者から「今日はこのあと予定があって面談する時間がない」と言われた。

 本当に時間がない方の場合には、次回の外来時の面談を提案します。

　もしくは、はじめに「今日は〇〇について15分ぐらいで終わります」と、面談の目的と面談時間の目安を伝えます。面談のイメージが患者に伝わると、面談に応じる姿勢が変わることもあります。

　なかには、腎代替療法から逃げたい、受け入れがたい、という強い拒否感から医療者との面談時間を取りたくないと思う患者もいます。このような患者には、面談の目的と時間を伝えても拒否をされることもあります。

　どうしても面談への拒否感が強い場合には、次の④に示すような流れで面談を進めることも有効な場合があります。

③患者が面談に乗り気でないとき

面談を提案したが、患者が乗り気でない。

 患者が面談に乗り気でない理由はさまざまです。

　腎不全に関する知識不足からくる不安感や、腎代替療法への拒絶感がある場合もあるでしょう。そもそも医療者との一対一の面談に慣れず緊張して身構えているのかもしれません。患者がなぜ面談に乗り気でないのか、その理由を探りながら支援します。

　患者が面談に乗り気でないときは、看護師との面談を無理には行わず、あえて医師の診察場面に同席して、患者の反応を観察するのもよいでしょう。そうすることで面談に乗り気でない理由に気づき、患者の本心を知ることができる場合もあります。

　そのときの気づきなどをもとに、次回の支援をどのようにしたら有効か、医療者間で検討します。

患者と家族の関係性を考慮した面談方法

　面談の対象は主に患者ですが、外来受診時に家族が同伴していれば、家族にも面談をすることがあります。医師から受診時の様子や状況を聞き、必要に応じて、患者と家族一緒に面談するか、患者のみ（あるいは家族のみ）と個別面談するか、を選択します。面談方法は、前回面談した担当者がアセスメントし、カンファレンスで話し合って決めます。

面談を別々に行うケース

　家族が同伴している場合、患者と家族一緒に面談をします。

　その際、家族が話すボリュームのほうが多く、患者自身の語りがあまり聞けなかったときや、患者と家族それぞれの思いが違ったときは、次の機会に個別面談を検討します。特に、患者と家族の関係性に問題があると感じた場合は、患者と家族を分けて面談するのが基本です。

看護師の声　患者と家族別々に面談する

　患者と家族を分けて面談することで、患者のみの面談だけではキャッチしづらい情報を得るきっかけになることもあります。日ごろから家族とのコミュニケーションをとることで、タイムリーな早期介入ができるように努めています。

患者(家族)への面談内容の伝達

　別々に面談する場合、面談で話した内容を、患者と家族それぞれに伝える場合と、伝えない場合があります。

■面談内容を患者(家族)に伝える場合

　患者・家族が互いに配慮し合っているなど、共有することがプラスにとらえられる情報については、それぞれに伝えてもよいでしょう。話を聞いて、患者と家族が、互いの思いを理解し合ったほうがよいと感じられる場合は、一緒に面談を行い、互いの話を聞く場を設けます。

■面談内容を患者(家族)に伝えない場合

　「負担に思っている」など、両者にとってネガティブにとらえるであろう内容や、「医療者だけに留めておいてほしい」などと言われたことは、患者（家族）には伝えずに、記録だけ残すこともあります。また、このような話題は、医療者に対してであっても何度も話したくはないものです。なるべく次回の面談も同じ医療者が担当し、患者（家族）が、再び同じ話をしなくてすむように配慮します。

CASE

保存期の男性患者Cさん（80代）と、それを支える妻（70代）の面談

　Cさんは、月1回の定期受診時、常に奥様と一緒に来院される。診察や面談ではCさんのみが診察室や面談室に入室され、奥様はいつも待合室で待っている。Cさん自身は大きなトラブルはなく、体調も安定している、と答えていることが多い。

（外来診療前の多職種カンファレンスにて）

看護師：Cさん自身は変わりない、大丈夫、といつも言っていますよね。
　　　　でも奥様としてはどうなんでしょう。
　　　　Cさんも高齢になられているし、奥様の介護負担も心配ですね。

医　師：確かにそうですね。
　　　　今日は本人と奥様をそれぞれお一人ずつ面談したほうがいいかな。

看護師：いつも診察に呼ぶと部屋に入ってくるのはCさんだけなので、その間待合室で待っている奥様に看護師から声を掛けて面談に進めてみます。

（看護師と奥様との面談にて）

看護師：今日は奥様からもCさんの日ごろの状況をおうかがいしたくてお声を掛けました。
　　　　まず、奥様ご自身の体調はいかがでしょうか。

奥　様：ありがとうございます。私も歳を取ってきましたから、疲れやすくなったなと感じることはありますが、いまのところ体調は大丈夫です。

看護師：わかりました。
　　　　普段のCさんはいかがですか？
　　　　何か一緒にいて感じられていることなどはありますか？

奥　様：そうですね、最近少し食べる量が少なくなって、体力がなくなってきているかなとは感じますね。足もとがふらつくことが目立ってきたので。
　　　　転んだりしないように、と常に見ていてあげなくてはいけないと思っています。

看護師：そうだったんですね。栄養面と体力面が少し変化されているのですね。
　　　　奥様はそのことでご自身にも影響があったりはされますか？

奥　様：いまはまだ大丈夫ですが、夫がもう少し動けなくなってきたときが心配で。二人暮らしなのでね。子どもも遠くに住んでいるし……。

看護師：そうですね。Cさんはいまのところご自身の身の回りのことも行えていらっしゃいますが、奥様の介護状況も踏まえて、必要時は社会資源も活用できますからね。
　　　　栄養や体力面についても、いまできることを管理栄養士や健康運動指導士にアドバイスしてもらいましょう。
　　　　何かあればいつでもおっしゃってくださいね。

奥　様：ありがとうございます。私も話せる場があると安心なので、助かります。

"面談をしない"という判断

面談時に、看護師が入ることを嫌がる患者もいます。

腎機能が低下し、腎代替療法導入の時期が迫っている場合（GFR15mL／分／1.73㎡未満）、面談は必須ですが、患者の受け入れ具合や心理状態によっては、面談をすることで逆に患者を追いつめてしまうこともあります。

患者の受け入れ具合や心理状態が整っていないと感じられた場合は、すぐに面談を行うのではなく、いまがまだ「待てる時期か」を判断します。

検査データを見て、まだ待てる時期だと判断できれば、あえて面談を設定しません。必要なときはいつでも看護師に声を掛けてもらえるような関係性や体制をつくりながら、「待つ」ことも大切です。

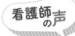

いつでも声を掛けてもらえる関係の構築

「外来には必ず看護師がいるので、自宅で『あれ、これ何だっけ？』と思うことがあったときには、遠慮なく声を掛けてください」と伝え、患者や家族にとって"必要なときにはいつでも話ができる"という関係をつくれるよう心掛けています。

検査数値が悪化していれば、療法選択を勧める必要があります。しかし、まだ「待てる時期」であれば、面談の間隔を少し空けて、必要時に面談をプランニングすることもあります。

毎回の面談が、患者によってはプレッシャーになることもあるからです。

面談の継続

腎不全という慢性疾患の療養の間、患者に合った適切なセルフケア支援を継続するためには、面談を繰り返し行うことが不可欠です。

特に、腎代替療法を選択する時期は、患者や家族は多くの不安を抱えています。透析導入後、具体的に生活はどのように変わるか、長期的には身体はどのように変わるのか、仕事や家族の将来はどうなるか。患者や家族のこのような不安な気持ちに対して、繰り返し面談を行いながら、患者や家族の身体面・心理面・社会面を支援していく必要があります。

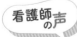

面談を継続するための患者への声掛け

患者に「次回も話を聞いてもらおう」と思ってもらえたり、外来に来ることが「心地よい」と感じてもらえるような関わり方を意識しています。

「次回の外来でも、ぜひ話を聞かせてくださいね」「続きは次回お話ししましょう」などと、次回の面談につなげていくことも、よい方法だと思います。

面談目標の明確化と共有

面談を継続的に行うにあたっては、外来診療前の多職種カンファレンスなどの場で、1回ごとの面談目標を明確にします。

特に、学習支援を目的にした面談でないときは、面談目標が曖昧になりがちです。医療者側の目標だけではなく、患者にとっての目標を明確にし、さらにそれを患者や家族にも伝えて、共有します。

面談後には、面談内容や面談目標に対してどのような結果が得られたのかを、多職種チームで共有しながら評価します。それらをもとに、次回の面談を実施するタイミングや、内容、目標に関する計画を立てます。

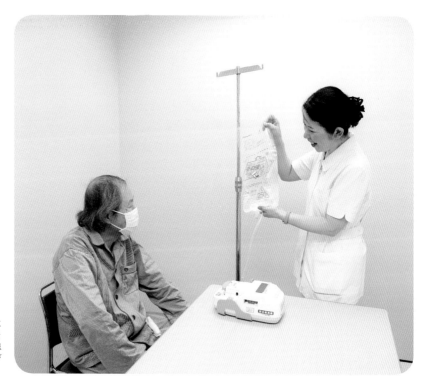

面談では、何のために面談を行うのか目的を明確にして、それを患者・家族と共有しながら進めます。

面談担当者変更の検討

面談を効果的に継続するためには、同じ医師や看護師が関わり続けたほうがよいか、あるいは担当者を変えたほうがよいかを判断しなければならない場合があります。

患者が抱えている問題の種類や大きさ、医師や看護師と患者との関係性などを考慮して、面談の担当者（患者と面談者の組み合わせ）を決めます。

1回目、2回目と同じスタッフが面談

保存期のDさん（女性、70代）に対して、医師の診察終了後に看護師・管理栄養士同席のもと面談を実施した。

（1回目の面談）

Dさん：今日も先生に食事の塩分が多いって言われちゃったのよ。
　　　　なるべく塩は控えるように頑張ってたつもりだったのだけど。

看護師：そうだったのですね。
　　　　Dさんはいつもどんな工夫をされているんですか？

Dさん：減塩醤油とか減塩みそとか使ったり、お漬物も好きだけど、最近は食べる量を減らしたり。

栄養士：Dさんは、お料理に醤油やみそを使うとき、どのように加えていますか？
　　　　（面談は続く）

⇒管理栄養士とともに情報収集していくと、Dさんの場合、努力はしていても使用している調味料の量が意外と多いこと、本人の"減らしている"の具体的な量をうかがうとまだ塩分摂取量が多めであることがわかった。そこで、調味料選びのポイントや、具体的な量を伝えた。

（1カ月後、2回目の面談）

Dさん：今日は前回言われたとおりに家で減塩を頑張ってきましたよ。
　　　　減塩の醤油でも量をたくさん使っちゃったら多くなるって聞いたから、教えてもらったとおり、きちんと量って料理したの。
　　　　先生もほめてくれたわ。

栄養士：Dさんのお食事の聴き取りで算定した結果も、明らかに改善してきましたよ。

看護師：Dさん、素晴らしいですね。
　　　　頑張りがしっかりと成果に出ましたね。ぜひ継続してみてくださいね。

⇒連続して同一のスタッフが入ることで、スタッフ、患者ともに前回からの進歩をポジティブフィードバックし共有することができた。
こういったことが患者と医療者の信頼関係につながる。

CASE

1回目、2回目と別のスタッフが面談

　患者Eさん（男性、50代）は、体重増加が著明で、体重コントロールに苦慮していた。その原因を明らかにして、一緒に対策を考えるため、前回面談した看護師とはあえて違う看護師が面談に臨んだ。

（外来診療前カンファレンスにて）

看護師A：ここのところEさんは体重増加が著明ですが、前回面談をしたとき、なかなかその理由について深く追求できなかったんですよ。

　　　　　本人もあまり面談に乗り気じゃない感じで。

　　　　　少し話を濁されちゃった感じでした。

看護師B：そうだったのですね。

　　　　　Eさんは、たしかお仕事が多忙な方でしたよね。

　　　　　最近Eさんとはお会いする機会がなかったので、今日は私が久しぶりにお話を聞いてみますよ。

（外来診療後カンファレンスにて）

看護師B：今日Eさんとお話ししてみました。

　　　　　Eさんは2カ月ほど前から出向先が変わったそうです。

　　　　　以前は、お昼は奥様の手づくり弁当だったのに、いまは、ミーティングを兼ねて常に同僚や上司と外食をしているそうです。

　　　　　そこで「自分だけ食べないわけにはいかないからね、普通のように食事をしてしまうんだ」とおっしゃっていました。

　　　　　今日はEさんも時間に余裕があったので、「外食時のメニューの選び方や工夫を管理栄養士さんに聞いてみては？」と勧めました。

　　　　　Eさんもぜひとおっしゃったので、栄養指導を受けることになりました。

看護師A：それはよかったです。

　　　　　今後のEさんの変化に期待したいですね。

　　　　　次回以降の面談は、その視点でフォローアップしましょう。

⇒面談するスタッフをあえて変更することで、また新たな視点での気づきにつながり、介入の糸口が見つかる場合もある。

　多職種で介入することで多面的に患者をとらえるきっかけとなることもある。

面談における医療者の専門性の活用

　医療者は、それぞれに専門性を持っています。各自が自身の専門性を生かして支援を行うことで、患者や家族に合った個別化医療を、チームで実践することができるのです。

　看護師は、看護の専門性を自覚し、それを強みにして実践につなげます。

看護師の持つ特性を生かす

　一般的に初回から3回目くらいの面談では、情報収集の目的で、標準化された質問をすることが多いです。このときは、まだ患者と十分な関係性の構築ができていない場合もあります。

　しかし、面談を継続的に繰り返していくうちに、面談場面での関係性や対話方法などに変化が生じ、患者それぞれが大切にしていること、物事における価値観を語ってもらえるような信頼関係ができてきます。

　こうした変化に影響を与えるのが、患者理解、言葉の掛け方、対話の仕方など、看護師の持つ専門性です。日々の実践を通してこれらの力を高め、面談に必要な実践力をつけていきましょう。

得られた情報の意味を解釈し、未来の生活設計に向けて支援する

　患者の育った環境や生きがい、価値観や家族の情報など、さまざまな情報に一つひとつ意味があります。情報の持つ意味を看護の視点からとらえ、セルフケア支援や療法選択などの意思決定支援、心理的支援につなげることが大切です。

　そのため看護師には、患者にとっての生活や人生の時間軸を見通す「未来の生活設計」という視点を持つことが求められます。患者や家族の身体的・心理的・社会的状態に合わせながら、患者や家族が未来の生活や人生を構築できるように支援する役割を担っているのです。

COLUMN 直観って何？──「あれっ」の感覚を大事に

　患者や家族との会話のなかや、ふとした瞬間に、いわゆる "いつもと違った" 雰囲気や空気感を覚えることがあります。以下に挙げたようなことが見られたときは、その理由は何かを考え、患者や家族の本音や現状を探り、いまどのような介入が必要なのかの判断材料にします。

①面談の途中で「透析」という言葉が出ると、患者や家族が急に黙り込む。

②いつもはニコニコしながら面談室に入ってくるのに、今日は笑わず入ってきた。

③外来で待っているときにあいさつをすると、いつもならば元気な笑顔で応えてくれたが、今日は「元気がない」「少し表情が硬い」。

④患者の身なりがいつもと異なる（髭が伸びている、ノーメイク、衣服やメガネのレンズが汚れている、など）。

⑤いつも書いている血圧手帳など、自己チェックノートの書き忘れがある。

保存期の男性Fさん（50代、独身）の面談における看護師の専門性

面談を開始しようと、待合室にいるFさんに看護師が声を掛けに行った。

看護師：〈あれ？　Fさん今日はなんだか疲れている感じ。

いつもはスーツを着て会社から来ているけど、今日は普段着。

髭も剃っていないな〉

Fさん、こんにちは。それではこれからお話をうかがいますのでお部屋のな
かへどうぞ。

Fさん：……あ、はい。

看護師：〈いつも笑顔でハキハキとしている印象だけど、今日はどうしたんだろう。
体調が悪いのかな？〉

Fさん、体調はいかがですか？

それと、血圧手帳は今日持ってきていますか？

Fさん：そうですね、体調はあまり変わらないですよ。

血圧手帳は持ってきています。

でもここのところなかなか測れなくて、記入できていないですよ。

看護師：〈体調は悪くないなら、ほかに何かあったのかしら。血圧も普段ならしっか
り測れて記入もできているのに〉

そうだったのですね。

何か最近生活で変わったことはありましたか？

Fさん：実は最近母親が入院しちゃってね。

これまでは何とか一人で実家に暮らしていたんだけど。

俺、兄弟も近くにいないし、俺が一番実家の近くに住んでいるし、ほかに
頼れる家族いないんですよね。

だからこの前昼間に会社に急な呼び出しがあったりもしました。

看護師：そうだったのですね。それは大変でしたね。

Fさん：そういうわけで最近頻繁に母親の病院に出入りして、仕事も休んだりして
いますよ。

看護師：〈だから今日はいつもと違って疲れているのだな。

疲労から体調の悪化にならないように、休めるときはしっかり休むことや、
血圧測定や食事の管理もFさんと相談してやれる範囲で実施できる方法を、
今日の面談では一緒に考えていこう〉

そうでしたか。今日はいつものFさんと雰囲気が違う感じがしたので、気に
なっていました。

お母様のことも心配ですね。ただFさん自身のお身体のことも気遣ってくだ
さいね。

看護師専門外来による個別面談

　外来診察の時間のなかでは、十分な介入時間を得られない患者がいます。その場合、外来診察とは別に、看護師が個別にじっくりと1時間ほどかけて患者と面談する場を設けています。

　看護師との個別の面談の場合、「療法選択を迫られる」と思い込んで構えたり、過度な不安を抱えてしまうケースが多く見られます。そのため、まずは何のための面談なのか、患者と看護師とが面談の目的をすり合わせます。

　必要時には面談前に患者に問診票（図4-5）を記入してもらい、内容を確認しながら面談を開始し、効率よく情報を得ながら会話を進めます。

図4-5　**問診票の例**

年　　　月　　　日　　　　　　**問診票**

氏名：　　　　　　　　　　　　　　代筆：　　　　　　　　　　　　続柄：

1) 病気について医師よりどのような説明を受けていますか？

2) 現在、症状はありますか？　　はい・いいえ
　「はい」と答えた方：（いつから　　　　　　　　　　）（どのような　　　　　　　　　　　　）
3) 腎臓のはたらきについてご存じですか？　　はい・いいえ
4) 腎臓が悪くなるとどのような症状が出てくると医師に聞いていますか？

5) 腎臓のはたらきを低下させないために、医師に気をつけるよう言われていることはありますか？

6) ご自身で気をつけていることはありますか？

7) 血圧を記録していますか？　　はい・いいえ
8) 体重を測定していますか？　　はい・いいえ
9) 採血結果を見ていますか？　　はい・いいえ
10) 今後の治療について医師より何か話は聞いていますか？　　はい・いいえ
11) 食事は1日何回ですか？（　　回）（規則的・不規則）
12) どのような食事が多いですか？
　　自炊・外食・宅配（　　　　　　　　　）その他（　　　　　　）
13) 食事はどなたが準備されますか？（　　　　　　　　）
　　食事の内容を簡単に記入してください。
　　　　　朝：　　　　　昼：　　　　　夕：
14) 家族について
　　何人暮らしですか？（　　人）
　　あなたをサポートしてくれる方はいますか？　　はい・いいえ
　　「はい」と答えた方は、サポート者はどのような方ですか？（例：妻、娘など）（　　　　　　）
15) 住居：戸建て（　　　　　　階）・マンション（　　　　　階）
16) 現在のご職業は？（　　　　　）
17) 現在、何か社会保障は受けていますか？　　はい・いいえ
　　「はい」と答えた方は、どのような保障を受けていますか？

18) いま一番不安なこと、心配なことは何ですか？

　　　　　　　　　　　　　　　　質問は以上です。ありがとうございました。

Gさん（男性、60代）への看護師の個別面談

　以前よりHD、PD、腎移植についてそれぞれの概要の情報提供を行ってきた。本人はできるだけ腎代替療法導入を回避したいと思っている。

　しかし検査で、GFR10mL／分／1.73㎡を下回り、導入が近くなってきたため、看護師がより具体的な療法選択につながるよう面談を実施することとなった。

看護師：こんにちは、看護師の○○です。今日はよろしくお願いします。

Gさん：はい。今日はどんな話をされるのかと思って、来るのが嫌だったよ。

看護師：これまでに血液透析や腹膜透析、腎移植の話は聞かれたと思います。
　　　　そのうえで、Gさんが今後やりたいことや大切にしていることを考えたとき、将来的にはどの治療法が一番合っているのか、一緒に考えていきたくてお話しする時間をつくらせていただきました。

Gさん：透析をしたくないって気持ちは変わらないよ。うーん、やりたいことね……。そう聞かれるとなんだろうな。あんまり病院には来たくないな。
　　　　血液透析というのは週に3回くらい通うんだろ？　なるべく自宅で過ごしたいし、家族と旅行もしたいな。

看護師：できるだけ病院には行きたくない、ご家族と旅行がしたいという思いがあるのですね。

Gさん：そうなんだよ。仕事も定年退職したし、これからはゆっくり家族と過ごしたいと思っている。孫もときどき遊びに来てさ、かわいいんだよな。
　　　　透析になっても旅行はできるの？

看護師：はい。血液透析でも、腹膜透析でもご旅行は可能です。なるべく自宅で過ごしたいということであれば、腹膜透析が向いているかもしれません。
　　　　使用するものを実際見てみますか？

Gさん：うーんそうだな。実際に見ないとよくわからないもんな。お願いします。

　このあと具体的な情報提供として、カテーテルの出口部の模型や透析液のバッグ、カテーテルを接続する機器を見せて、触れてもらった。説明にはパンフレットも用いた。

Gさん：だいたいわかったよ。思っていたよりはできそうかな。今日聞いたことと、パンフレットも持ち帰って、うちの奥さんにも相談してみるよ。

看護師：腹膜透析のイメージはつきましたか？　もしご都合がよろしければ、次回の外来は奥様もご一緒にお越しください。ご質問にも直接お答えできますので。
　　　　それとご希望があれば、腹膜透析をされている患者さんとお話しできる機会をつくることもできますよ。ぜひご検討ください。

　面談終了後はやや安心した表情で、医師の診察へと向かわれた。面談時のGさんの様子は、診察前に医師に伝えた。医師からも、家族とよく相談してくること、可能であれば次回の外来時にキーパーソンである妻も一緒に来てもらうよう伝えられた。

[外来時の看護ケア③]
ピアラーニング

　ピアラーニングとは、仲間 (peer) と一緒に学ぶ (learn) 活動のことです。

　療法選択が必要な時期に至った患者や家族と、すでに腎代替療法を実施している患者や家族とが、ともに話し合ったり、実際に腎代替療法を行っている場面の見学をしたりして、学び合い、疾患への理解を深めます。

| 仲間
（peer） | ＋ | 学ぶ
（learn） | ＝ | ピアラーニング |

ピアラーニングの目的と意義

　ピアラーニングは、主にこれから腎代替療法を選択・導入予定にある患者の意思決定支援の一つとして実施します（図4-6）。

　療法選択をする患者にとって、医療者が提供する医学的知識だけでなく、実際にHDやPDを導入し、生活している同病者の経験は、意思決定を支えるための重要な情報となります。

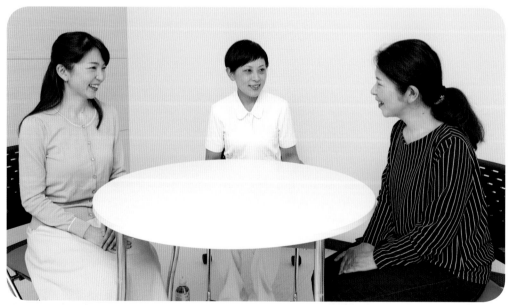

ピアラーニングには看護師も同席し、患者同士のコミュニケーションがうまくいくよう調整します。

図4-6 ピアラーニングの流れ

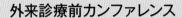

患者と看護師・多職種との面談

*情報提供の手段として、ピアラーニングがあることを伝える場合がある。

外来診療前カンファレンス　　外来診療後カンファレンス

患者との面談のなかで、ピアラーニングが有効であると医療者が判断

【対象となる患者と家族】●これから腎代替療法を導入する予定の患者とその家族
●すでに腎代替療法を導入している患者とその家族

患者同士のマッチングの検討

対象となる導入前患者にピアラーニングの希望の有無を確認

希望する
●導入する予定の患者・家族との打ち合わせ
●すでに導入している患者・家族との打ち合わせ

希望しない
●一時見合わせ
●外来診療後カンファレンスで導入時期の再検討
●医療者間で介入方法の検討

ピアラーニングの日程調整

*外来診療前カンファレンス当日に行う場合もある。

患者同士のピアラーニングの実施

ピアラーニング後の患者・家族との面談

記録

導入前に患者より
再面談の希望があれば
再度セッティング

外来診療後カンファレンスで
ピアラーニングの効果など評価

これから腎代替療法を導入する予定の患者や家族にとっての意義

　ピアラーニングでは、腎代替療法の実際を聞いたりすることで、さまざまな治療法を生活に取り入れていくための工夫を知ることができます。患者の許可が得られれば、腎代替療法の実際を見学させてもらうこともあります。

　各療法を導入した場合の生活の仕方やリズムがイメージできると、患者は自分に合った療法を選択しやすくなります。その結果、「これなら自分でもできるかも！」という自己効力感が高まり、疾患受容の促進につながります。

　また、透析に対するネガティブなイメージを払拭できる場合もあります。

ピアラーニングでは、先輩患者に実際のカテーテルの出口部を見せてもらうこともあります。

看護師の声
先輩患者がよき相談相手となる

　実際の透析を見ることで、透析療法の印象が変わるんですよね。先輩患者からのお話だと、患者目線で日常生活面のアドバイスやサポートをしてもらえるんですよ。

　同じ病気を持っている患者の声は、患者同士すんなり入っていくみたいですね。透析療法の場を共有しながら、(医学用語ではない)先輩患者の言葉で、透析に関する話をしてもらうことを大切にしています。

患者の声
先輩患者に会い、具体的なイメージを持てた

　私の周りに透析している人なんていないからね。実際にお会いしてびっくりした。元気そうで。仕事も続けられていると聞いて励まされたよ。

すでに腎代替療法を導入している患者や家族にとっての意義

　実体験を他人に語ることで、腎代替療法とうまく付き合いながら生活できている自分を再認識し、自己効力感が高まります。自分の経験が人の役に立つという実感・充実感を得ることもできます。

　また、学び合う場を通して疾患受容が促進され、自分はなぜこの治療法を選択したのかの理由や経緯などを振り返る機会を得ることで、セルフケアに対するモチベーションの維持につながります。

> **看護師の声** 患者の自己効力感が高まる
>
> 誰かのために自分が役に立てるならと思ってくれる人は多いです。実際に、いつでもどうぞって自ら名乗り出てくれる方もいます。

> **患者の声** 患者自身が療法選択の協力者になることも
>
> 自分も（ピアラーニングを）やってもらって、本当に心強かったから、「ぜひ今度は自分にやらせてください！」って、立候補しました。「恩返し」だと思っています。

両者にとっての意義

個々の価値観や悩みを分かち合いながら、患者や家族同士のつながりを深めることができ、患者や家族同士のサポートにつながります。

> **看護師の声** 患者同士の自然な交流が互いを支え合っていることも
>
> ●ピアラーニングで患者同士が知り合いになるので、受診のタイミングが一緒になると、「元気ですか？」みたいな感じで、外来中に会話をしたりして。
> そのときに、継続的にいろいろな情報を交換しているみたいです。
>
> ●外来受診時以外にも連絡をとり合ったり、家族ぐるみの付き合いをしている患者もいます。

ピアラーニングの準備

　ピアラーニングは通常、患者や家族との療法選択についての面談を終えた段階で、具体的に意思決定を進める手段の一つとして実施します。情報提供の一環として、これから腎代替療法を受ける患者や家族に、すでに腎代替療法を実施している患者や家族との面談機会を設けることができることを伝え、患者や家族側がそれを希望した場合に実施します。
　ピアラーニングのための具体的な準備は、以下のように進めます。

対象となる患者の選定

外来診療前・外来診療後のカンファレンスなどで、ピアラーニングの対象となる患者を選定します。表4-3のような患者が対象となります。

表4-3　**対象となる患者例**

これから腎代替療法を導入する予定の患者	● 腎代替療法を控え、医療者から治療法について情報提供を受けている。 ● 腎代替療法にネガティブなイメージを持っており、医療者の説明を聞けない。 ● 腎代替療法のより具体的なイメージを求めている。 ● ほかの患者からの話を希望している。
すでに腎代替療法を導入している患者*	● 治療がうまくいっている。 ● ポジティブな姿勢で腎代替療法を継続している。

＊：入院中の患者も対象

患者同士のマッチング(適合性)

マッチング（適合性）を決定する際には、ピアラーニングの方法、患者同士、患者と家族、家族同士など、さまざまなパターンが考えられます。図4-7で示すようなことを考慮し、対象者を選定します。

図4-7　**マッチングで考慮する点**

● 腎代替療法の導入を予定している患者が希望する治療法をしている。

● 性別、年齢、仕事、趣味など、患者同士が共通した背景を持っている。

● 支援者(家族)同士のサポート環境が類似、共通している。

これから腎代替療法を導入する予定の患者や家族との事前打ち合わせ

実際のピアラーニングの場では、緊張してしまい、聞きたいことが聞けない、というようなことがあります。どのようなことを聞きたいのか、事前に患者や家族と相談しておきます。このとき、患者が抱える疑問や不安などについても把握しておきます。

すでに腎代替療法を導入している患者や家族への事前説明

治療経験を語ってもらう患者や家族には、これから腎代替療法を導入する予定の患者や家族が具体的に何を知りたいかを事前に伝えます。事前に説明を受けることで、見学を受け入れる患者・家族も、心の準備ができた状態でピアラーニングに臨むことができます。

ピアラーニングの実施

準備が整ったら、いよいよ患者や家族同士が直接会うことになります。

実施に際しては、以下の点を考慮します（図4-8）。

図4-8　ピアラーニングを進めるうえでの注意点

- 時間は30分前後を目安とする。
- ピアラーニングの内容に応じて、外来または病棟などで実施する。

実際の患者からの情報は「百聞は一見にしかず」

　HDを検討している患者の場合、実際に透析をしている場面を見て、シャントを触らせてもらうこともあります。

　PDをしている患者の場合、実際のバッグ交換の場面を見てもらうことがあります。

　ピアラーニングの場には、可能な限り医療者が同席します。これから導入する予定の患者が、事前に打ち合わせた内容をきちんと聞けているか、確認できているかなどをチェックし、対話の内容や方向性を調整するなど、適宜サポートします（図4-9）。

図4-9　同席する医療者のサポート例

- イメージがつきにくい場合は、具体例を提示するなどの補足説明をする。
- ピアラーニング中の進行状況を確認し、両者の表情や言動に注意する。
- 患者同士でしか話せない内容もあるため、医療者は様子を見て、ときどき離席する。
- ピアラーニング終了後、感想や疑問点などを患者や家族に確認する。

話をする側、される側の患者へのフォロー

　ピアラーニングを実施する場面は、廊下で会った、たまたま話を聞けた、立ち話をしたなど、個室面談ではなくても効果的だったこともあります。ピアラーニングの場では、話をする側とされる側に看護師がつき、「いかがでしたか？」とそのあとの反応を必ず確認し、今後のケアやサポートにつなげます。

実施後の面談と次回への引き継ぎ

　ピアラーニング実施後は、参加した患者や家族との面談の場を設け、支援を継続します。面談では、ピアラーニングの目的を踏まえて、実施後の感想を聞きます。目的が達成できていない部分は、医療者がサポートします。

　ピアラーニングの内容は記録に残し、ケアに関わる多職種間で共有します。記録には患者や家族の反応や言動を記入し、次のスタッフへの引き継ぎがスムーズに行えるように工夫します。

ピアラーニングの工夫と注意点

ピアラーニングの工夫

　これから腎代替療法を導入する患者や家族のニーズはさまざまです（図4-10）。多様なニーズに応えるためにはピアラーニングの工夫が必要です（図4-11）。

図4-10　これから腎代替療法を導入する予定の患者や家族のニーズ例

- どのような腎代替療法があるのか知りたい。
- PDの透析液（バッグ）交換の実際を見てみたい。
- 自動腹膜透析(automated peritoneal dialysis：APD)を準備しているところを見てみたい。
- 仕事をしている人の話を聞いてみたい。
- 海外旅行やゴルフなど、趣味が共通した人の話を聞いてみたい。
- 具体的な1日の生活リズムについて聞いてみたい。
- 患者を支える家族の話を聞いてみたい。

図4-11　ピアラーニングの工夫

- 患者や家族が見たいこと知りたいことに応じて組み合わせを設定する（患者同士、家族同士、配偶者同士、子ども同士など）。
- 実際に治療している場面に参加できるようにする。
- 治療しながら生活していくうえでの具体的な疑問点などを聞くことができるよう、事前に打ち合わせをする。
- その日のうち、もしくは次回の外来にタイミングを合わせて会えるようにする。

看護師の声　患者それぞれのやり方や工夫点を参考に

　PDはお腹からカテーテルが出るのは嫌という保存期の患者に、「私は胸からカテーテルが出ているのよ」と、胸を見せてくれた患者がいました。
　腹部に出口部をつくった人は「ストッキングの間に挟めば大丈夫よ」とカテーテルの収納方法を教えている患者もいました。

ピアラーニングの注意点

　腎代替療法の見学は患者の理解を深めるといったメリットだけではありません。実際の様子を見学することで、患者がボディイメージの変化などを否定的にとらえてしまう可能性もあります。ピアラーニングを行った場合のメリット・デメリットと、個々の患者の状況とを考慮しながら実施を決定します。

　ピアラーニング後に、すでに腎代替療法を導入している患者から、「あのときのあの人、その後どうなった？」と聞かれることがあります。ピアラーニングに協力してくれたとはいえ、患者の情報を伝えることは、個人情報の漏えいです。患者の個人情報は必ず守ります。

動画で CHECK! ピアラーニングの実際

　ここまで解説してきた内容をふまえたピアラーニングの進め方を動画にしました。
　実際にピアラーニングをどのように進めるのか、そのなかで看護師はどのような役割を担うのかなどに注目して、日々の実践にご活用ください！

● 血液透析（HD）についてのピアラーニング

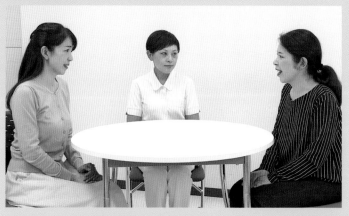

● 腹膜透析（PD）についてのピアラーニング

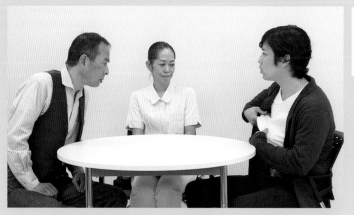

［外来時の看護ケア④］
学習支援

　患者や家族が意思決定するためには、前提として腎不全における基礎知識を持つ必要があります。そのため、意思決定支援において、患者や家族への学習支援はとても重要です。

　以下では、集団学習支援の例として、筆者の勤める医療センターで行っている腎臓教室「くれあ」と、個別学習支援について解説します。

腎臓教室

　腎臓教室は、複数の患者やその家族に向けて、腎不全に関する正しい知識を提供する教室です。次のような目的を持っています（図4-12）。

図4-12　腎臓教室の目的

❶ 患者と家族が、腎不全の知識を深め自己管理能力を高めることができるようになる。

❷ 得られた情報によって患者のセルフケア能力が向上し、腎代替療法導入までの期間が延びて、緊急透析導入を回避できるようになる。

❸ 患者や家族が、自身の意思決定によって腎代替療法を選択することができるようになる。

看護師の声　　　早期の介入が可能

　外来だけでは、どうしても腎不全が進んでから看護師が関わることが多くなってしまいます。「くれあ」（腎臓教室）は、腎不全の初期段階からの支援なので、参加した患者は、早くから腎不全について学ぶ機会を得ることができます。

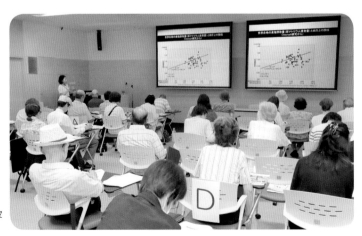

センターが開催した腎臓教室「くれあ」の講義の様子。

運営の方法

①プログラム内容の検討

　患者が腎不全ステージの進行に応じて受講したり、興味・関心のある内容を選択できたりするように、学習内容について、1年を通してシリーズ化・プログラム化するようにします。多職種が多岐にわたって関わりながら（図4-13）、広い視点を持ってプログラムの内容を検討していくことが重要です。

図4-13　プログラム例

回	日時	内容	担当
第1回	201×年5月○日(木)	腎臓のはたらき 腎保護について	医師 看護師
第2回	201×年6月○日(木)	腎保護のための食事	管理栄養士
第3回	201×年7月○日(木)	検査の見方と合併症 運動について	医師 健康運動指導士
第4回	201×年9月○日(木) 【対象者】 eGFR15以下 腎不全ステージ4以上	生体腎移植・献腎移植について 腎移植の薬について 腎移植の社会保障について	医師 薬剤師 MSW
第5回	201×年12月○日(木)	血圧管理の重要性 血圧の薬について	医師 薬剤師
第6回 土曜日くれあ	201×年1月○日(土) 13時～16時	総合的な内容	
第7回	201×年2月○日(木) 【対象者】 eGFR15以下 腎不全ステージ4以上	透析療法について 血液透析・腹膜透析・在宅透析	医師
第8回	201×年3月○日(木) 【対象者】 eGFR15以下 腎不全ステージ4以上	療法選択支援 社会保障について 体験談	看護師 MSW 患者様

プログラム内容については、毎年、参加した多職種全員で評価、修正を行い、次年度のプログラムを準備します。

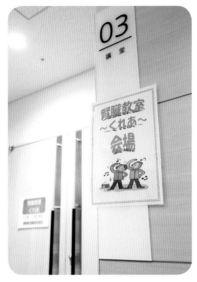

腎臓教室「くれあ」の会場入口の案内。

②開催方法

多職種で運営し（図4-14）、司会は当番制で行います。多職種で運営することで、どのような質問にも答えられるように体制を整えることができます。

図4-14　運営に関わる多職種の主な構成例

- 腎臓内科医師
- 透析室看護師
- 薬剤師
- 管理栄養士
- 健康運動指導士
- MSW

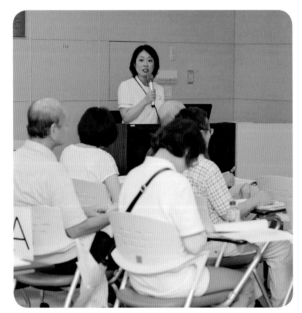

管理栄養士による「腎保護のための食事について」の講義の様子。皆さん真剣に聞いています。

参加費はなしで、外来受診をしていない患者でも、入院中の患者でも、誰でも参加できるようにしています。

基本的に、毎月平日に定期開催しています。平日の参加が難しい患者のために、年に1〜2回は、土曜日に開催しています。

教室は定員制とし、講義内容は1回2時間以内に収めて、参加者が集中できる環境を整えています。

③募集方法

　教室参加の募集は、病院玄関のほか、外来、健診センター、栄養課、病棟などにポスターを貼り、呼び掛けなどを行いました。透析関連の企業やNPO法人腎臓サポート協会などのホームページにも告知をしています。

　また、患者間の口コミで教室参加が促されることもあります。

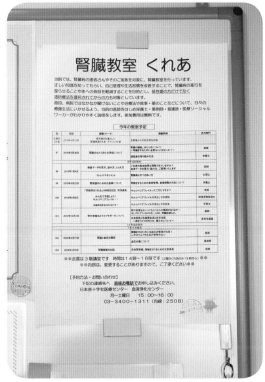

院内に掲示している腎臓教室の案内。エントランスやロビーなどに掲示して、多くの人の目に触れるようにしている。

COLUMN 腎臓教室「くれあ」を立ち上げたきっかけ

　2008年ごろは、集団腎臓教室を実施している病院はそれほど多くなかったと思います。緊急透析導入患者が多かった筆者の勤務するセンターでも、当時は看護師が保存期に関わるしくみがありませんでした。一方で、厚生労働省の動きもあり、予防教育の重要性が再認識されるようになった時期でもありました。

　センターでかかりつけの患者が何年も腎臓内科を受診しているのに緊急透析導入となってしまうことが何度もあり、「なぜセンターでフォロー中の患者を救えないのだろう」という思いが現場に拡がっていました。緊急透析導入となった患者に、「はじめまして、こんにちは」と看護師があいさつをする、これもとても違和感がありました。

　そこで私たち看護師は、透析導入後にはじめての患者に会うのではなく、保存期のうちに会って、話ができる機会を持てないのか、と声を上げ、これが腎臓教室「くれあ」の立ち上げの発端となりました。ちょうど「集団教室をやりたい」という医師が赴任してきたこともあり、「では、やってみましょう！」といって、腎臓教室「くれあ」が始まったのです。

　運営には管理栄養士、薬剤師、MSW、臨床心理士、健康運動指導士、数名のボランティアが集まりました。「いつ、どの職種が何を話す？」「ワンセッションは何分ぐらいが妥当だろうか？」と、プログラムについても多職種で話し合いました。

　みんなゼロからのスタートでしたので、それぞれがプレゼンテーション資料を作成し「自分たちはこれを言おうと思うけど、これで内容は通じるか？」などと会議を重ねてつくりあげてきました。おかげで、スタッフ同士も充実感にあふれた会の立ち上げとなりました。

運営の工夫

患者やその家族自身が楽しく主体的に学べるよう、以下のように教室内容を工夫しています。

- ●一方的な講義にならないように楽しく学べる受講者参加型にする。
- ●クイズ形式やグループディスカッション、運動療法の体験など、参加者が主体的に学べる方法（アクティブラーニング）を取り入れる。

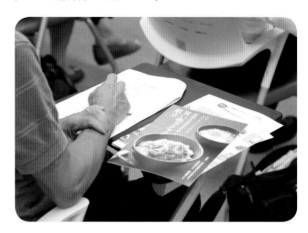

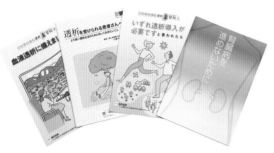

- ●パンフレットのほか、ビデオ・DVD、食品サンプル、試食をする場などを設けて、より深く学びたい人のための教材を提供する。
- ●病気や食事などの知識を生活に導入してもらうために、療養経験を学び合うことが大切である。そのときのつらさや困難さを参加者同士で共有し合うことも重要であるため、できるだけ患者自身の体験を話してもらう時間をつくる。
- ●毎回講義後にはアンケートを取り、受講者の感想を聞きながら、講義内容が受講者のニーズに合っているのかを確認し、次の講義に生かす。

看護師の声

腎臓教室のさまざまな効果

　腎臓教室「くれあ」では、実際に透析治療を受けている患者が自身の体験を語る場を設けています。これは、腎代替療法に対してマイナスイメージを抱いている患者やその家族が、開けた未来像をイメージするきっかけにもなっています。

　実際参加者からは、「身近に透析患者がいないので、患者の生の声が聞けるよい機会だった」という感想が複数聞かれました。

　通常は平日開催ですが、年に1度、土曜日に総合的な内容での教室を開催しています。

　教室への参加自体が「腎不全」という共通の背景を持つ患者同士が交流できる機会でもあり、後日透析導入後に外来で患者同士が再会するなどして「その後どうですか」と会話している姿もあります。それが精神的な支えになった患者もいました。

個別学習支援

個別学習支援は、患者自身の自己管理の動機付け、継続、習慣化を図るために行います。個別学習支援を行うことで、図4-15のような効果が期待されます。

図4-15　個別学習支援の効果

❶ 患者が自分の状態を把握もしくは意識することができるようになる。

❷ 患者手帳に記載した内容により患者の状態を「見える化」することで、医療者と患者とが一緒に評価できるようになる。

❸ セルフケアに影響する要因を患者自身がアセスメントできるようになる。

❹ 患者が自分の状態の把握を習慣化することで、セルフケアへのモチベーションの維持・継続につながる。

❺ 個々の患者に合わせて血圧や血糖などの目標値を設定し、医療者と共有することができるようになる。

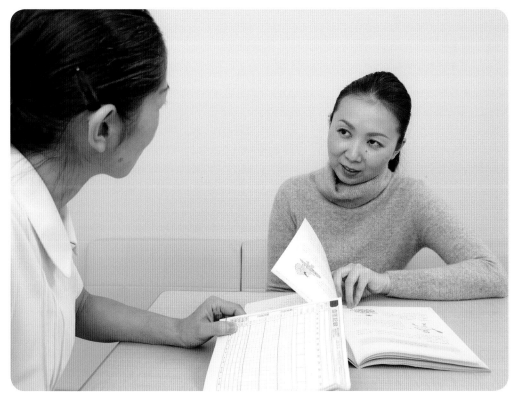

患者手帳やパンフレットを活用して、患者がセルフケアを効果的に行えるように支援します。

　個別学習支援では、血圧手帳や血糖手帳などの患者手帳を使います。

　患者手帳に記載してある情報は、透析導入後のセルフケア支援において、とても重要なものです。外来、透析室、病棟は連携して、患者手帳に記載してある情報を共有し、セルフケア支援を継続します。

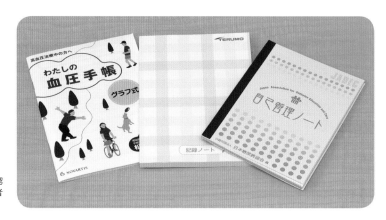

患者とともにこれらの記録を確認し状況を理解することで、医療者の患者理解は深まります。

　また患者は、記録をつけることで、自分の身体に意識を向け、自分の生活と身体の関係を理解するようになります。

　記録をつける過程で、身体感覚（症状など）では感じることができない身体の異変を理解できるようになり、患者の治療へのモチベーションが上がったり、患者のセルフケア能力が高まったりします。

　そして、患者が治療に向けて前向きの状態になることで、医療者自身もやりがいを感じることができます。

看護師の声　日々の記録がセルフケアの向上へ

　血圧が高くなった原因を、「昨日外食したから今日は血圧が高いのか。やっぱり外食は自宅の食事より塩分が多いようだ」と自身で振り返る患者も少なくありません。やはり、患者が毎日血圧手帳を記入することは、セルフケア支援において効果的だと思います。

　患者手帳や慢性腎不全に関する情報が書かれた患者用パンフレットなどは、外来受診時の早い段階から渡します。

　医師が渡す場合と、看護師による面談開始時に渡す場合があります。

患者手帳の記入例と活用

患者手帳には、図4-16のような内容を記入します。そのほかにも、個々の患者に必要な項目を、手帳の余白部分などを活用しながら追加していきます。

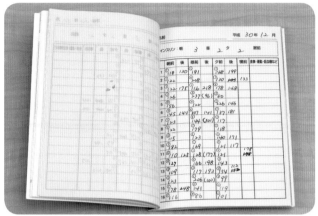

毎日数値を記入してもらうことで、患者は自分の身体の状態へ、意識を向けるようになります。

図 4-16
患者手帳に記入する項目例

- 血圧
- 血糖
- 脈拍
- 体重
- 食事内容
- 服薬
- 運動（万歩計の歩数）
- 天気（運動療法などに影響する要因）

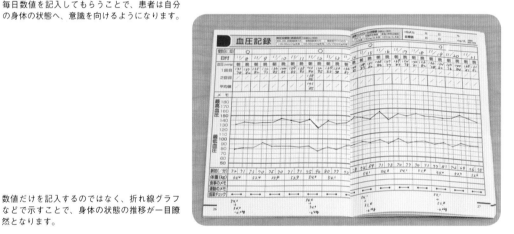

数値だけを記入するのではなく、折れ線グラフなどで示すことで、身体の状態の推移が一目瞭然となります。

受診時や面談時には必ず患者手帳を持参してもらい、対話の材料にします。対話時はセルフモニタリングが継続できていることを肯定しつつ、継続できていない場合でもなぜ継続できないのか、その理由を確認していくことが大切です。

看護師の声　持ってこないことにも意味がある

患者が手帳に測定値を記入していない場合や持参してこない日もあります。
ただ測らないことを否定するのではなく、自分の身体がいまどうなっているのか不安があり、あえて知りたくないという思いから測らないでいるのかなとか、本心は何を思っているのだろうかというところを、患者に会うたびに確認しています。

透析導入決定後の看護ケア

透析導入後の患者は、治療法に必要な知識や手技を学ぶことになります。そのため看護師には、患者の個別性に合わせた導入期の支援が求められます。

図4-17　腹膜透析導入の予定（例）

号室					様		

日付		治療	カンファレンス	指導内容			
				1 腎臓のはたらき・腎機能	2 清潔操作・環境整備	3 食事・水分・体重	4 排液の観察と処理
	前日まで		導入前CF				
／	オペ当日						
／	1日目	洗浄開始 500×2					
／	2日目	腹部X線 1000×2（洗浄）					
／	3日目						
／	4日目	1500×2（洗浄）					
／	5日目						
／	6日目	貯留開始		栄養指導①			
／	7日目	バイオパッチ交換	中間CF 外来と 指導時間調整				★加湿器 使用 （実践）
／	8日目	（ツインバッグ）				ビデオ① 腎保護	★排液 破棄 （実践）
／	9日目	蓄尿検査				ビデオ② 食塩 ビデオ③ リン・カルシウム	
／	10日目	各種合併症 検査など	退院前CF			ビデオ④ フットケア	
／	11日目						
／	12日目			栄養指導②			
／	13日目						
／	14日目	退院or APD開始					
／	15日目						
／	16日目						
／	17日目						★APD排液 破棄 （実践）
／	18日目						
／	19日目						
／	20日目						
／	21日目						

★メモ欄に、指導にかかった時間、医師の指導時の同席の有無、
カンファレンスにかかった時間を記載。退院時には外来コンサルテーションの入力を！

　図4-17は、腎代替療法選択を経て腹膜透析（PD）を選択した患者に使用する筆者の勤務するセンターの腹膜透析導入の予定表の例です。PD導入が決定すると、こうした予定表などを用いて、入院から退院までの治療の流れや指導内容について患者・家族と情報を共有します。

　患者の理解度や手技習得の状況に合わせて、予定を前後することについても念頭に置くことが大切です。

5 ノートの 記載方法	6 合併症	7 トラブル 対処方法	8 出口部 ケア・観察	9 機器・ 液の管理	10 災害時の 対応	オペ前までに行うこと ・障害者手帳についての情報 　提供を行う（MSWに連絡） ・血圧手帳の記載の確認
			腹膜炎・注排液・ 機器トラブル時の 説明			
			機器トラブル時の 説明			
				★APD タンク 清掃（実践）		

　　　☐ ：指導の期間

［透析導入決定後の看護ケア①］
導入時カンファレンス

　腎代替療法が決定し、導入に向けて入院となった患者に対して、入院期間中に3回（導入前、中間、退院前）の導入時カンファレンスを行います。

導入時カンファレンスの目的

　導入時カンファレンスの主な目的は、図4-18に示したものです。

　主な参加メンバーは、患者、家族、医師、外来看護師、病棟看護師、地域連携担当看護師、地域スタッフ（ケアマネジャー、訪問看護師など）、機器メーカー担当者です。

図4-18　腎代替療法導入時カンファレンスの目的

目的	❶ 外来、病棟、そして地域をつなぐ。
	❷ 患者・家族の思い、個別性を共有する。
	❸ 同じ空間的・時間的な視点のずれを修正し、方向性を合わせる。

　以下では、腎代替療法のなかでも特に在宅と病院での医療が密接に関わり、地域連携を必要とする腹膜透析（PD）のケースを例に、導入時カンファレンスを解説します。

導入前カンファレンス（腹膜透析導入の例）

　Chapter3のAさんの例で見たように、外来での療法説明、患者自身の意思に基づく療法選択をしたあとに、PD導入となります。PD導入前カンファレンスは、PD導入目的で計画的に入院したタイミングで行います。

　導入前カンファレンスでは、主に患者のPD導入の経緯、到達目標といった情報の提供・共有を行います（図4-19）。

図4-19　導入前カンファレンスで共有する情報と情報提供者

共有する情報	情報提供者
①今後の生活で続けていきたいことや大事にしていること、PDの選択理由と不安について	患者・家族
②外来での自己管理・教育状況について	外来看護師
③社会資源の導入や保険制度について	地域連携担当看護師
④腎代替療法の概要・合併症と予防・腎保護のポイントについて	医師
⑤今後の指導内容やスケジュールについて	病棟看護師

　地域連携担当看護師には、社会資源の活用について透析導入前のこの段階から介入してもらいます。必要と判断された患者には、社会資源を導入します。

　退院後は自宅に戻り、病室とは違う環境でPDを行うことになるため、入院中にトレーニングを重ねても、患者が困惑することもあり得ます。主治医が交付する特別訪問看護指示書をもとに医療保険を活用し、訪問看護を導入するケースも想定されます。自宅環境の確認が必要な場合や、Chapter3のAさんのように自宅での治療に不安を抱えている場合などは、導入前カンファレンスの際に退院後自宅訪問の提案を行うこともあります。

導入前カンファレンスのポイント

　腎不全看護では、患者・家族が主体性を持って療法を選択できるようサポートすることが大切です。導入前カンファレンスでは、患者自身にPDを導入したあとどのように生活を送っていきたいのかを言語化してもらい、患者の主体性を引き出すことを目指します。

　患者や家族が自分たちの言葉で語った、患者の人生のあり方や価値観、何の目的でその療法を選択したのかの情報について、カンファレンスの参加者全員で共有します。患者や家族の思いを直接聞くことで、医療チームが同じ方向性を持ってサポートに当たることができるようにもなります。

　カンファレンスでは、参加する全職種が発言するよう配慮します。そうすることで、それぞれの医療者が、責任を持って患者の自己実現を支えていくことを確認する機会になります。

　また、誰が参加しても同じ方針でサポートできるよう、共通のフォーマットであるカンファレンスシートを活用します（次頁図4-20）。

　導入前カンファレンスは、それぞれの場所での点の診療が、線、そして面へとつながる場でもあり、医療者のモチベーション向上にもつながる重要な場面です。

看護師の声　導入前カンファレンスでの新たな気づき

　導入前カンファレンスに参加することで、「この患者さんは、いままでいろいろな葛藤を乗り越えてここまできたのだ」とか、「この患者さんの人生の価値はこういうことだったのだ」とか、「この患者さんはこんなことを考えていたんだ、外来でお話ししただけではわからなかったな」などと、外来で接していたころから導入までの、患者やその家族が経験してきたことや変化を垣間見ることがあります。

　外来では多数の看護師が関わるため、導入前カンファレンスでの顔合わせが、患者とはじめてお会いする機会となることもじつは少なくありません。

　しかし、これからのPD導入後の生活を支えていく場面で、今後は長いおつきあいになるため、導入前カンファレンスは患者と家族を理解するうえで貴重な時間だと考えています。

図4-20　腹膜透析導入前カンファレンスシート(例)

腹膜透析導入前カンファレンス　　○×医療センター　腎臓内科

【出席者】
●患者さん、支援者 (ご家族、同居人、代理人　など)
●医療者 (担当医師、外来・病棟看護師、地域連携担当看護師　など)
●PDメーカー担当者

【内容】
①今後の生活で続けていきたいと思っていること、大事にしていること
　(患者さん、支援者より)
②腹膜透析選択理由、導入に際して不安な点 (患者さん、ご家族より)
③外来での自己管理・生活面・知識、ご自宅環境など (外来看護師より)
④社会資源の導入、書類申請について (地域連携担当看護師より)
⑤退院までに必要な物品について (PDメーカー担当者より)

【知識】(医師より)
●腎代替療法の概要
●腎保護のポイント
●腹膜透析を良好に保つには？　　⇒食塩と感染予防が最も大切！
●腹膜透析合併症について
　　⇒感染に一番気をつける (「予防」「早期診断」が大切)
　　⇒合併症予防のポイント
　　①基本に忠実な操作
　　　・入院中に病棟看護師をメインにしっかりトレーニングを受けていただきます。
　　　・自己流が一番危険です。
　　　・不安な際には、退院後しばらく訪問看護師の導入も可能です。
　　②食塩管理
　　③便通管理
　　⇒内視鏡検査、婦人科検診を受ける際は、あらかじめご相談ください。

【今後の予定】(病棟看護師より)
スケジュール表の確認
●手術日
●方法
●中間カンファレンスの日程

【ご質問】

このようなカンファレンスシートを用意し、それに従いながら、導入前カンファレンスを実施します。

中間カンファレンス（腹膜透析導入の例）

　中間カンファレンスでは、実際にPDの手技習得の練習を行っていくなかで具体的に生じた問題点や、退院までに必要な事項の確認、目標達成可能かどうかなどを検討します。

　カンファレンスに参加するメンバーや進め方は、導入前カンファレンスと同じです。

CASE

Hさんの中間カンファレンスでの一場面（高齢、ご家族と同居の患者の場合）

医師：病棟では、実際に腹膜透析をやってみてどうでしょうか。

病棟看護師：はい。手技に関してはとてもうまくできています。

　　　　　　しかし、緊急時の対応などをお伝えするのはこれからですね。

　　　　　　入院中、まだご家族と十分にお話ができていないため、本日以降はまたご家族にも来ていただいて、Hさんと一緒にパンフレットを見ながら緊急時の対応についてお伝えしていこうと思っています。

　　　　　　また、退院後の塩分管理を中心としたお食事の摂り方についても、あわせてお伝えしていこうと思います。

　　　　　　ご家族やHさんには、いま一度ご自宅環境もうかがいたいです。

　　　　　　場合によっては、退院後の自宅訪問も検討してみてもよいかと思います。

家族：はい、わかりました。緊急時の対応や食事ですね。

　　　私たちもまだよくわかっていない部分が多いので、よろしくお願いします。

　　　退院後訪問というのは、退院してから皆さんがうちにいらしてくれるということですか？

医師：はい、Hさんが承諾していただければ、退院後に看護師が実際にお宅に訪問させていただくことができます。

　　　退院後の実際の生活状況を見て、Hさんの腹膜透析がどのように行われているか見させていただき、アドバイスさせていただいたりしています。

Hさん・家族：そうなんですね、それは心強いですね、よろしくお願いします。

地域連携担当看護師：ご家族がお仕事で不在のため、Hさんは日中お一人の時間もありますよね。腹膜透析を始める時間に合わせて、退院後は訪問看護師に訪問してもらうようにしてみてはいかがでしょう。

　　　　　　　　　　はじめは毎日来てもらって、状況次第で徐々に訪問頻度を減らしていくこともできますよ。

家族：そうですね、手技はほとんど自分でできるかもしれないけど、はじめは訪問看護師さんに来てもらえたら安心だと思います。

　　　私たちも毎日は見てあげられないので。

Hさん：はい、よろしくお願いします。

退院前カンファレンス（腹膜透析導入の例）

　退院前カンファレンスは、退院後の患者のスムーズな在宅生活を支えるために行います。目標達成度を確認し、退院後の生活支援を検討します。

　また、緊急時対応の確認を含めた最終確認に加えて、訪問看護師、往診医にも参加をお願いし、直接緊急時対応やバックアップ体制、患者の個別性も含めた申し送りを行います。

CASE
Ｈさんの退院前カンファレンスでの一場面（高齢、ご家族と同居の患者の場合）

医師：いよいよ退院ですね。
　　　Ｈさん、いかがですか？

Ｈさん：はじめはどうなるかと思ったけど、いろいろと教えてもらったから、何とかやれそうだよ。

家族：私たちもいろいろ教えてもらったので、これで家に帰って何とかやってみようかと思います。
　　　実際に家に帰ったら、また状況が違うから少し心配ですけどね。

外来看護師：入院お疲れさまでした。
　　　退院後は外来でまた定期的にお会いしましょう。
　　　そのときに、ご自宅での腹膜透析が実際うまくできているか、食事や生活面で困っていることはないかなどをお聞きします。一緒に考えていきましょうね。
　　　腹膜透析の手帳や、血圧手帳も、診察のときに一緒に持ってきてくださいね。

病棟看護師：退院後訪問は訪問看護師と一緒に病棟看護師がうかがいます。
　　　また実際のご様子を見させてくださいね。

地域連携担当看護師：退院後、最初の1週間は、毎日訪問看護師がうかがうようにしています。
　　　訪問看護師には毎日の体調や腹膜透析の手技を、一緒に確認させてもらう予定です。

訪問看護師：Ｈさん、〇月×日から訪問させていただきますのでよろしくお願いします。
　　　病院の看護師とも適宜連携して行いますので、一緒に頑張っていきましょう。

Ｈさん・家族：はい。よろしくお願いします。

［透析導入決定後の看護ケア②］
退院後療養者訪問

　病院内での関わりで得られる情報だけでは、患者の生活が見えにくく、詳細な情報を十分に収集できないことがあります。

　患者の生活により即した個別的な支援を行う目的で、病院の看護師が患者の自宅を訪問する、退院後療養者訪問を実施することがあります。

退院後療養者訪問の目的と意義

　退院後療養者訪問は、医療ニーズが高い患者が安心・安全に在宅療養に移行し、在宅療養を継続できるよう実施するものです。退院後療養者訪問の目的は図4-21のとおりです。

図4-21　退院後療養者訪問の目的

①退院後の在宅療養における問題点の把握と早期対応を行う。
②患者や家族の生活状況や生活環境を理解する（療養生活の状況把握）。
③在宅における患者のセルフケア状況やADLの程度を確認する。
④患者・家族が退院後も安心して療養生活を送れるような看護支援を行う
　（支援体制の見直し、支援体制を整える）。
⑤病院とは異なる自宅で患者・家族の話を聴くことで、患者・家族をより理解する。
⑥患者・家族との信頼関係を構築する。
⑦訪問看護師との顔の見える連携、シームレスな看護の提供を行う。

　退院直後の一定期間、入院医療機関から看護師が訪問し、退院支援や訪問看護師との連携をとりながら、患者や家族らに対して退院後の在宅における療養上の支援を行います。

　退院後療養者訪問を行うことには、次のような意義があります（図4-22）。

図4-22　退院後療養者訪問の意義

● 病院内では普段見ることのできない生活者である患者や家族の様子を知り、より深い
　患者理解につながる。
● 患者の生活に即した個別的な提案ができる。
● 退院後療養者訪問以降も、患者の生活環境を考慮した継続的支援（通院方法なども含めて）
　が可能となる。
● 在宅での生活を知ることで、今後必要な支援が明確になる。
● ケア方法などに不安を抱える訪問看護師の不安軽減につながる。
● 病棟・外来・訪問看護師との情報共有ができ、看護連携の強化につながる。
● 看護師として指導の幅が広がり、ほかの患者へも個別性に合わせた指導が可能となる。
● 患者を生活者として見る視点が養われる。
● 患者・家族への関わり方のヒントが見えてくる。

退院後療養者訪問の対象者

すべての腎不全患者に退院後療養者訪問が必要というわけではありません。たとえばPD導入患者で、入院中は手技が自立していても、退院後の治療環境の変化に伴い、戸惑いや不安の声が聞かれることがあります。このような患者に対しては、退院後療養者訪問の実施について検討がなされます。

その患者に退院後療養者訪問が必要かどうかは、多職種で確認し合いながら検討していくことが大切です。

図4-23のような基準をもとに、主に退院前カンファレンス時（中間カンファレンス時に行われることもある）、外来・入院担当医師、外来・病棟看護師、臨床心理士、地域連携担当看護師、MSW、訪問看護師などで話し合いながら検討します。

そのうえで、患者および家族にその旨を説明し、同意を得ます。

図4-23　退院後療養者訪問実施の判断基準例

- 在宅での療養に不安を抱えている場合。
- 生活環境の面で、サポートが必要だと考えられる場合。
- 生活背景が見えにくいなど、生活状況の確認が必要な場合。
- 患者・家族から退院後療養者訪問の依頼があった場合。
- 訪問看護師などの在宅療養支援を受けている場合。
- PDなどの対象となる疾患がある場合。
- 腹膜炎や出口部感染などの合併症を繰り返し、在宅での手技確認や生活環境の確認が必要と考えられる場合。

CASE

PDを選択した患者Iさん（80代／女性）退院後療養者訪問の提案

Iさんは、夫と二人暮らしの80代女性。自宅で家族と過ごす時間を大切にしたいという理由で、自らの意思でPDを選択しました。

PDに必要な知識や手技を習得する目的で入院したIさんですが、思うように手技を覚えることができず、自信を失くし、自宅での治療に不安を抱えるようになりました。

また、自宅での治療場所として考えている寝室から、排液を捨てるトイレまでの距離が遠く、自分で排液を捨てることにも不安を抱えていました。そのうえ、自宅には荷物が多く、PDに必要な透析液などの物品の置き場も決めかねている状況でもありました。

そのようななか、Iさんから病棟看護師に、夫の協力や訪問看護師のサポートを得ながら、自宅でPDを実施できる体制を整えたいとの希望が伝えられました。

そこで病棟看護師は、退院前カンファレンスの際、入院中自宅での治療に不安を抱えていたIさんに対して、退院後療養者訪問を実施してはどうかという提案をしました。

退院後療養者訪問の実際

訪問担当者の組み合わせ

　筆者が勤めるセンターでは訪問の目的を明確にしたうえで、訪問対象となる患者や家族の状況に合わせて訪問担当者を選定しています。以下のような組み合わせにしています（図4-24）。

図4-24　訪問担当者の組み合わせ例

- 病棟看護師×2
- 外来看護師×2
- 病棟看護師＋外来看護師
- 病棟または外来看護師＋訪問看護師
  ※必要時は上記に加え、医師が訪問に同行

> 訪問後の情報の共有やケア方針の検討のため、基本的には二人で訪問することが望ましいです。

訪問時のポイント

　訪問時は、どの看護師でも必要な情報を漏れなく収集できるよう、「自宅訪問情報収集用紙」（次頁図4-25）を用いながら、患者の生活環境を把握します。

　また、訪問の際は、患者だけでなく家族（支援者）についても、生活状況を確認し、介護負担の有無などを把握します。

　治療を行ううえで在宅での環境に不安があるようならば、患者・家族が実行できる具体的な治療環境の提案を行います（環境整備、透析液などを置く場所、機器を保管する場所、バッグ交換や出口部ケアを行う場所など）。

　訪問時に患者・家族が行う治療場面を見学することも、病院とは異なる自宅での環境において、手技が問題なく行えるのか、自己流になっていないかを確認するうえでは有効です。

　病院の看護師と訪問看護師によってケアの方法が違うということにならないために、訪問看護師のケアの実際を見学することもあります。

　必要時、自宅の写真を撮らせてもらい、その後の療養上の支援に活用します。

図4-25　自宅訪問情報収集用紙（例）

● **住宅**

戸建（　　　階）・マンション（　　　階）

・エレベーター（有・無）

・段差：玄関（有・無）　トイレ（有・無）　浴室（有・無）　廊下（有・無）

・手すり：玄関（有・無）　トイレ（有・無）　浴室（有・無）　廊下（有・無）

　　　　　　　階段（有・無）

・寝室（ベッド・ふとん）

● **生活**

・室温環境：エアコン（有・無）

・浴室環境：浴槽（有・無・ユニットバス）

　　　　　　追い炊き（有・無）

　　　　　　シャワーチェア（有・無）

　　　　　　シャワーヘッド使用期間（　　　　　　）

・浴室清掃　　　回/週

・手洗い環境（　　　　　　　　）

・ペット（有・無　種類：　　　　　　）

・室内清掃　　　回/週

● **PD実施環境**

・交換場所（居間・寝室・職場・その他）　エアコン（有・無）

・交換場所の広さ（　　　　　　　　　　　　　　　　）

・交換場所と物品保管場所の位置関係（　　　　　　　　　　　　　　）

・物品保管場所（場所：　　　　　　　　　　広さ：　　　　　　　　　）

・排液場所（トイレ）の位置（　　　　　　　　）距離（　　　　　　　　）

・ゴミ保管場所

・PD機器ゴミの処理方法（燃えるゴミ・燃えないゴミ）

　　　　　　　　　（回収　週　　回）

・主たる交換者　本人・家族（　　　　　）

　　　　　　　　医療者（　　　　　）・その他（　　　　　）

● **生活リズム**（タイムスケジュール）　※生活パターン：就寝・仕事・趣味など

・平日

・休日

146

ADL が低下し始めた J さん（80代／女性）への訪問時のポイント

　J さんは、キーパーソンの弟さんと二人暮らしをしています。

　PD を導入し、ここまで順調に経過していましたが、出口部感染を発症して入院となりました。治療薬の抗生物質の効果もあり、出口部感染はすぐに改善し、退院されました。

　退院後、初回の外来受診時にお会いした J さんは、普段より元気がない印象でした。

　お話をうかがうと「いままでできていたことが、だんだんできなくなってきた。歳にはかなわないね」と加齢に伴う ADL の低下を認め、日常生活にも困難が生じている様子でした。そこで、自宅での治療状況や療養生活がどうなっているのかを確認する目的で、自宅訪問を行うことになりました。

　J さんの自宅を訪問し、実際の生活環境や自宅での生活の様子を把握できたことで、さまざまな課題が明らかになりました。

　自宅内の移動は歩行カートを使用しており、トイレには段差があるため、排液を捨てることに日々苦慮していました。

　以前はバスで通院していた J さんでしたが、最近は ADL 低下もあって、タクシーで通院していたことを、看護師は把握していました。しかし、タクシーに乗るためにも、自宅から車道に出るまでの距離があり、このことも J さんにとって負担が大きいことだとわかりました。

　さらに、掃除も億劫となり、PD をする部屋の整理ができていない状況でした。

　自宅訪問で見つかった課題を整理することで、必要な支援が明確になりました。訪問後にケアマネジャーに相談し、訪問介護員（ヘルパー）の回数を増やすなど、社会資源の見直しを行いました。

参考文献
●日本赤十字社医療センター『退院後療養者訪問ガイドライン』
●石橋由孝監修（2019）『絶対成功する腎不全・PD 診療　TRC（Total Renal Care）：治療を通じて人生を形作る医療とは　第 2 版』中外医学社.

Chapter 5

意思決定支援に必要な基礎知識

　Chapter3で取り上げたAさんのように、慢性腎不全は一度罹患すると治らないことや、腎臓の機能はかなり悪くなるまで自覚症状が出現しにくいことなど、疾患について患者自身がよく理解していない場合があります。そのような状況では、患者が十分に納得したうえで意思決定をすることが難しくなります。

　Chapter5では、「慢性腎不全という疾患」「透析導入のタイミング」「腎代替療法」についての基礎知識を解説します。これらの知識は、患者の意思決定と深く関係するものです。

　何より看護師が、腎不全という疾患や治療に対する幅広い知識・情報を身につけ、それらを療法選択前の適切なタイミングで患者に提供することで、患者は自身の疾患を理解し、現状を認識したうえで、適切な療法選択が行えるようになるのです。

慢性腎臓病という疾患

慢性腎臓病（chronic kidney disease：CKD）患者への個別化医療を実践し、少しでも患者や家族が望んだ人生を送れるように支援をするためには、何より看護師が、CKDはどのような特徴を持つ疾患なのかを理解しておく必要があります。

以下では、CKDの特徴と定義、腎機能障害の区分について解説します。

慢性腎臓病(CKD)の特徴

CKDは長い経過をたどる疾患で、末期腎不全（end-stage kidney disease：ESKD）に至るまで、数年から数十年単位に及ぶこともあります。そのうえCKDの多くは、自覚症状が乏しいため、Chapter3のAさんのように、気がついたら病状がかなり進んでいた、というケースが少なくありません。

一方でCKDは、血液や尿の検査など、比較的簡単な検査で徴候に気づくことができる疾患でもあります。健康診断などの機会を活用して、CKDのできるだけ早期の診断につなげ、適切な治療・ケアを行うことは、CKDの重症化を防ぎ、心血管疾患（cardiovascular disease：CVD）の発症を抑制することにつながります。

意思決定を支える情報の提供

CKD患者のケアに携わる看護師は、CKDが決して治る病いではないこと、罹患後は患者が病いとともに生きていかなければならないことを理解し、患者が病いとうまくつきあっていけるように支援していく必要があります。そのため、病期の早い段階でCKDについての以下のような情報を患者に伝えていきます（図5-1）。

図5-1　患者に早期に伝える慢性腎臓病(CKD)についての主な情報

● CKDに罹患すると治らないこと。

● CKDの進行を遅らせるためには生活習慣の改善が必要であること。

● どのような状況になると透析導入が必要になるかということ。

患者に情報を伝える際には、患者の身体面・心理面の状態や、残存腎機能の程度、生活や家族背景、患者が大切にしていること、患者の価値観、いま患者が必要としていること、などの情報を整理しておくことが大切です（情報収集の方法は、Chapter4の面談、カンファレンスなどを参照）。これらの情報は、のちに患者自身が自己管理法を見出すことや療法選択をしていくうえでも重要となります。また、看護師が患者に介入するときに必要な、具体的な支援を見つけることにもつながります。

慢性腎臓病(CKD)の定義と腎機能障害の区分

疾患の進行状況を客観的に知る手がかりの一つに、CKDの定義とCKDの腎機能障害の区分があります。患者のCKDがいまどのような状態にあるかを正しく理解することは、患者の意思決定を支えるうえで重要です。

慢性腎臓病（CKD）の定義

CKDは、次のように定義されます（図5-2）。

図5-2　慢性腎臓病の定義

次の①、②のいずれか、または両方が３カ月以上持続する場合

①尿異常、画像診断、血液、病理で腎障害の存在が明らか。
　特に0.15g／gCr以上の蛋白尿［30㎎／gCr以上のアルブミン尿（albuminuria）］の存在が重要
②GFR＜60mL／分／1.73㎡

出典：日本腎臓学会編集『エビデンスに基づくCKD診療ガイドライン2018』東京医学社,p2をもとに作成。

腎機能障害の区分

CKDの重症度は、原疾患（cause）と腎機能（GFR）、血清クレアチニン値（Cr）で確認する蛋白尿・アルブミン尿の有無で評価します。透析導入の目安の一つとなる腎機能障害の程度は、GFRの値によってCKDステージ（病期）G1 ～ G5に区分されます（表5-1）。

表5-1　CKDの重症度分類

原疾患		蛋白尿区分		A1	A2	A3
糖尿病		尿アルブミン定量 （mg／日）		正常	微量アルブミン尿	顕性アルブミン尿
		尿アルブミン／Cr比 （mg／gCr）		30未満	30～299	300以上
高血圧 腎炎 多発性囊胞腎 移植腎 不明 その他		尿蛋白定量 （g／日）		正常	軽度蛋白尿	高度蛋白尿
		尿蛋白／Cr比 （g／gCr）		0.15未満	0.15～0.49	0.50以上
GFR区分 (mL／分／ 1.73㎡)	G1	正常または高値	≧90			
	G2	正常または軽度低下	60～89			
	G3a	軽度～中等度低下	45～59			
	G3b	中等度～高度低下	30～44			
	G4	高度低下	15～29			
	G5	末期腎不全（ESKD）	＜15			

重症度は原疾患・GFR区分・蛋白尿区分を合わせたステージにより評価する。CKDの重症度は死亡、末期腎不全、心血管死亡発症のリスクを緑■のステージを基準に、黄■、オレンジ■、赤■の順にステージが上昇するほどリスクは上昇する。
（KDIGO CKD guideline を日本人用に改変）

出典：日本腎臓学会編集『エビデンスに基づくCKD診療ガイドライン2018』
東京医学社, p3掲載の「表1　CGA分類」から引用

透析導入のタイミング

　患者に腎代替療法の具体的な説明をする前に、どの程度の腎機能になると透析や腎移植が必要となるかを伝えます。透析導入のタイミングの目安については、ガイドラインや旧厚生省研究班による透析導入基準のほか、患者向けにわかりやすく説明がなされているパンフレットなどに示されているものを参考にします。

旧厚生省研究班の透析導入基準

　旧厚生省研究班は1991年、透析導入のための具体的な基準（以下、厚生省基準）を定めました（表5-2）。厚生省基準は、臨床症状、腎機能、日常生活の障害度の3項目を点数化して透析導入のタイミングを判定するものです。発表されてからすでに長い年月が経っていますが、知識としてこの基準を参考までに載せておきます。

　たとえば患者との面談では、会話の流れのなかで、患者の臨床症状や日常生活の状況などを聴取できる場面が多くあります。このとき聴取した患者の症状やADLを厚生省基準に示された具体的な透析導入基準と照らし合わせることで、患者がいまどのような状態にあるのかを客観的につかむことができます。そして、それらの情報をもとに、ときどきの面談時に何を患者や家族に伝える必要があるのか、透析導入のタイミングが待てるのか、急いだほうがよいのかなどをアセスメントし、患者や家族に説明していきます。

ガイドラインによる透析導入の目安

　前述した透析導入基準の目安のほかに、HD、PDそれぞれの導入のタイミングについては、ガイドラインで具体的に示されています（図5-3・4）。

患者向けのパンフレットによる透析導入の目安

　ガイドラインや透析導入基準など、医療者が用いる基準には、患者や家族にとっては難しい内容も含まれます。そのため、患者や家族との面談時には、よりわかりやすいパンフレットなどの冊子を活用し、導入期の目安などを説明します。

　一般的に患者の腎代替療法の説明に活用されている冊子『腎不全　治療選択とその実際』には、透析導入について次のように書かれています。

　腎機能だけで言うと、大体10％以下程度の腎機能で透析や移植が必要となります。また、薬でコントロールできない心不全や尿毒症症状（吐気・栄養不良など）、高カリウム血症などが生じれば、透析や移植を早期に行う必要があります[1]

表5-2 透析導入基準(旧厚生省研究班)

1	臨床症状	1)体液貯留(全身性浮腫、高度の低蛋白血症、肺水腫) 2)体液異常(管理不能の電解質・酸塩基平衡異常) 3)消化器症状(悪心、嘔吐、食思不振、下痢など) 4)循環器症状(重篤な高血圧、心不全、心包炎) 5)神経症状(中枢・末梢神経障害、精神障害) 6)血液異常(高度の貧血症状、出血傾向) 7)視力障害(尿毒症性網膜症、糖尿病性網膜症)		これら1)～7)の小項目のうち 3項目以上のものを高度(30点) 2項目を中等度(20点) 1項目を軽度(10点) とする。
2	腎機能	血清クレアチニン (mg/dL) 8以上 5～8未満 3～5未満	クレアチニンクリアランス (mL/分) 10未満 10～20未満 20～30未満	30点 20点 10点
3	日常生活の障害度	尿毒症症状のため起床できないものを高度		30点
		日常生活が著しく制限されるものを中等度		20点
		通勤・通学あるいは家庭内労働が困難となった場合を軽度		10点
		付帯条件として、10歳以下の年少者、65歳以上の高齢者および高度な全身性血管障害を合併する場合、全身状態が著しく障害された場合などは、それぞれ10点加算する。		
4	評価	総合得点が60点以上のものを透析導入の基準とする。		

出典:川口良人ほか(1992)「慢性透析療法の透析導入ガイドライン作成に関する研究」
『平成3年度厚生科学研究腎不全医療研究事業研究報告書』p125-32より引用。

図5-3 ガイドラインによる血液透析(HD)導入のタイミング

● ステートメント6 透析導入時期の判断は、十分な保存的治療を行っても進行性に腎機能の悪化を認め、GFR<15mL/min/1.73㎡になった時点で必要性が生じてくる。ただし実際の血液透析の導入は、腎不全症候、日常生活の活動性、栄養状態を総合的に判断し、それらが透析療法以外に回避できないときに決定する。
● ステートメント7 腎不全症候がみられても、GFR<8mL/min/1.73㎡まで保存的治療での経過観察が可能であれば、血液透析導入後の生命予後は良好であった。ただし腎不全症候がなくとも、透析後の生命予後の観点からGFR 2mL/min/1.73㎡までには血液透析を導入することが望ましい。

出典:日本透析医学会(2013)「維持血液透析ガイドライン:血液透析導入」『透析会誌』46(12):1117より引用。

図5-4 ガイドラインによる腹膜透析(PD)導入のタイミング

● 腹膜透析導入に際しては、血液透析、腹膜透析、さらに腎移植に関する十分な情報の提供を行い、同意のもと決定する。
● 腹膜透析の有用性を生かすために、患者教育を行い、計画的に導入する。
● CKDステージ5(糸球体濾過量15.0mL/min/1.73㎡未満)の患者で、治療に抵抗性の腎不全症候が出現した場合、透析導入を考慮する。
● 糸球体濾過量が6.0mL/min/1.73㎡未満の場合は透析導入を推奨する。

出典:日本透析医学会(2009)「腹膜透析ガイドライン」『透析会誌』42(4):289より引用。

腎代替療法

　一度の説明で、患者や家族がすぐに透析療法や腎移植、透析非導入など、治療法を選択できるわけではありません。疾患の受け止め方、受容段階によって、意思決定に至るまでの経緯は、患者によってさまざまです。また、療法選択後も、そのときの状況で治療法を変更する可能性があることを伝えていく必要があります。

腎代替療法の概要

腎代替療法の種類

　腎代替療法には、透析療法、腎移植、透析非導入があります（図5-5）。年齢や身体面、ライフスタイルなど、患者自身の状況に合った治療法を選択できるように、患者や家族の意思決定を支援します。

　透析療法には、血液透析（hemodialysis：HD）と腹膜透析（peritoneal dialysis：PD）があります。通常HDは、病院・クリニックなどの透析施設で行いますが、在宅で行う在宅血液透析（home hemodialysis：HHD）という手法もあります。

図5-5　**腎代替療法の種類**

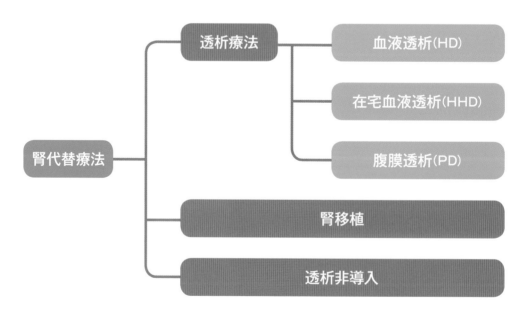

包括的腎代替療法の考え方

　腎代替療法の目標は、選択した治療法を行いながら、患者がその人らしい生活を送れることです。

　一度選択した治療法を生涯継続するのではなく、そのときの患者の身体や生活状況、意思の変化に沿いながら、HD、PD、腎移植の3つの方法のどれが現状の患者にとってよい方法か、繰り返し変更を検討します。

　このような考え方を、包括的腎代替療法といいます（図5-6）。

図5-6　包括的腎代替療法
HD・PD・腎移植は、互いに相補的な役割を担います。
PD（HD）開始後にHD（PD）に移行したり、腎移植後にHDやPDを選択する
ことや、その逆でHDやPDから腎移植を選択する場合もあります。

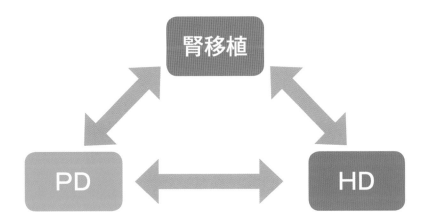

出典：日本腎臓学会，日本透析医学会，日本移植学会，日本臨床腎移植学会，
日本腹膜透析医学会編（2019）『腎不全　治療選択とその実際』p10をもとに作成。

意思決定を支える情報提供

　透析療法は、主に体内の尿毒素物質と余分な水分の除去を行う治療法であり、腎臓の「すべてのはたらき」を担う療法ではないことを十分に伝えます。透析療法に対して、自分なりの情報収集をされている患者もいますが、専門的な知識や正しい情報を十分に得られていないことがあります。

　そのため、各療法の特徴、導入に際して行う治療などの医療情報、導入後の生活のイメージ、合併症などについて説明します。これらについては、以下で詳述します。

血液透析(HD)

血液透析 (HD) の概要

　HDは、腕の血管に刺した針から血液を透析機器へと導き、身体に蓄積した尿毒素物質と余分な水分を除去する治療法です（図5-7）。

　人工腎臓といわれるダイアライザーに取り込まれた血液を、半透膜を介して透析液と接触させ、拡散現象により尿毒素物質を、濾過作用により余分な水分を、それぞれ透析液側に除去し、血液を再び患者の体内へと循環させます。

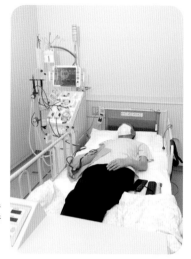

HD は、透析施設では標準的に週3回行います。

図5-7　**血液透析(HD)のしくみ**

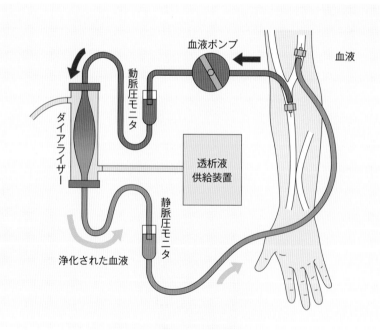

■バスキュラーアクセスの作製

　HDでは、1分間に200mL前後の血流量が必要です。一方で、通常採血などで針を刺している静脈は、血流量が少なく、透析治療には適しません。そこでHDに必要な血流量を確保するために血液の出入口となるバスキュラーアクセス（vascular access:VA）（表5-3）を作製します。

表5-3 バスキュラーアクセス(VA)の種類

①内シャント	● VAの第一選択。静脈と動脈をつないで(吻合し)、静脈を動脈化させたもの(図5-8)。 ● 血管の状況にもよるが、利き手でないほうの手首に近い部位に造設することが多い。 ● 手術後、血管が発達し、穿刺できるようになるまでに2週間程度かかる。
②人工血管 (グラフト)	● 静脈と動脈の吻合が自己血管の状態で行えないなどの場合、人工血管を用いて内シャントを造設する。 ● 自己血管と比べ、閉塞しやすいなどの欠点がある。 ● 人工血管の種類によっては、術後すぐに穿刺できる場合もある。
③動脈表在化	● 血管の荒廃が激しく、内シャントの造設が困難な場合や、患者に心機能低下があり、シャントを造設することで心不全を呈すると考えられる場合に選択される。 ● 深部にある動脈を皮下の浅い部位に引き上げ、穿刺を可能にしている。
④カテーテル留置法	● 緊急で透析が必要となった場合に頸部や鼠径部からカテーテルを挿入、留置する。 ● ①～③のVA作製が困難な場合、右内頸静脈の長期留置型カテーテルを挿入、留置し、そこから透析を行う。 ● 定期的な消毒や感染予防を行う必要がある。

図5-8 内シャントの構造

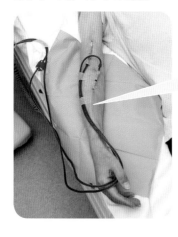
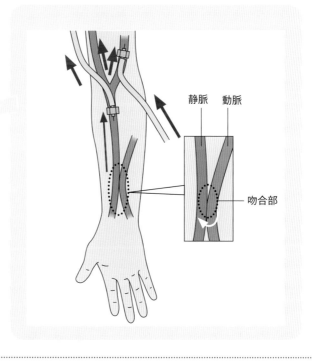

静脈　動脈

吻合部

血液透析(HD)導入後の生活のイメージ

　導入後は、標準的に週3回、透析施設に通院して、1回3～5時間程度の治療を行う必要があります。透析施設にもよりますが、午前、午後、夜間など、患者に合った時間帯を選択できます。送迎などのサービスを行っているところもあります。

表5-4に代表的な合併症についてまとめました。

表5-4　血液透析(HD)の主な合併症

不均衡症候群	透析導入期に高い頻度で起こる副作用である。透析中から透析終了後12時間以内に頭痛、吐き気、嘔吐などの症状が起こる。 透析によって、血液中の尿毒素は除去されるが、尿毒素が除去されにくい脳との間に濃度差が生じ、濃度の高い脳が一時的に脳浮腫を起こすことが原因とされている。 透析を繰り返すうちに症状は起こりにくくなる。
血圧低下	血液透析は、週3回といった間歇的治療のため、体内に貯留した水分を限られた治療回数のなかで除去しなければならない。そのため、除水による循環血流量の低下や血管収縮能の低下などから血圧低下が引き起こされる。 特に、高齢者や糖尿病患者、低栄養、貧血、心機能障害がある患者は血圧低下を起こしやすい。
筋けいれん	透析中に足のつりや、筋肉がこわばる症状が出現する。 透析導入期や大量あるいは急速な除水を行ったときに起こることが多く、血圧低下と共通の原因で起こると考えられている。
不整脈	透析中に脈が乱れたり、動悸がするなどの症状が出現することがある。 心血管疾患などの合併に加え、急速な除水による循環血流量の減少や電解質のバランスの変化によって不整脈が発生しやすくなる。

出典：日本腎臓学会, 日本透析医学会, 日本移植学会, 日本臨床腎移植学会,
日本腹膜透析医学会編(2019)『腎不全　治療選択とその実際』p23.をもとに作成。

療法選択時に患者に伝える情報

● VAを作製するために、日帰りや短期入院（1〜2日程度）での手術が必要である。

● 内シャントや動脈表在化は作製してから、すぐには穿刺ができない。血管が発達し、穿刺ができるまで最低2〜4週間程度かかる。

シャント吻合部

内シャント作製後の前腕

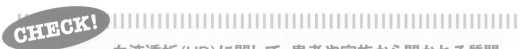

血液透析(HD)に関して、患者や家族から聞かれる質問

Q シャントは一生使えますか？

A シャントは、長い HD 治療の過程で、さまざまな要因で狭窄、閉塞する可能性があります。状況によっては、狭窄した血管を拡げたり、再度シャント作製を行うことがあります。

Q HD は、決まった医療機関で行わないといけませんか？

A 継続して透析を行う医療施設は、1 施設です。一度決めた透析施設を何かしらの事情で変えたい希望があれば、それは可能です。旅行や仕事の都合などで一時的に別の透析施設で治療を行ってもらうことも可能です。どちらの場合も、まず継続して透析を行っている施設に相談をしましょう。

Q HD は一度始めたら一生続けるのですか？

A 基本、一度始めたら一生行う治療です。しかし、HD だけではなく、PD や腎移植などほかの療法もあるため、医療者と十分に相談し、変更することも可能です。

Q 透析に行く時間は、仕事の都合に合わせてそのつど変えられますか？

A 基本は、週 3 回の月、水、金と火、木、土のパターンで固定されていることが多いです。透析施設によっても違いはありますが、どのような場合に変更可能かなど確認しておく必要があります。

Q HD の回数や時間が減ることはないですか？

A HD 導入期に、どれくらいの透析回数や時間が必要かを評価します。その後残存腎機能が低下するため、基本的には減るのではなく、2 回なら 3 回（週 3 回が MAX のため、それ以上増えることはない）、3 時間が 4 時間、4 時間が 5 時間に増えることのほうが多いといえます。
しかし、食事摂取量や QOL の低下、HD による患者の身体的な負担などが出現した場合には、血清尿素窒素（BUN）やクレアチニン値、電解質データなどの数値を再評価し、回数を減らすことも検討されます。

Q HD を始めたら、食事は普通に食べられるようになりますか？

A 食事に関しては、保存期同様に食べてはいけないものはないですが、塩分、タンパク質やカリウムなど決められた 1 日量の範囲で調整していく必要があります。そのため、普通に何でも際限なく食べられるようにはなりません。

Q HD をしながら、旅行はできますか？

A 国内外とも旅行はできます。ただし、旅行先で HD を行える施設を探す必要があります。海外旅行ならば、旅行会社の HD 患者向けツアーを利用したり、個人旅行をサポートしてくれる旅行代理店もあります。

Q HD で刺す針は痛いですか？

A 通常、点滴や採血で使われる針より太い針を使用します。
どうしても針を刺すときの痛みはありますが、貼り薬や塗り薬などを使用することで痛みを和らげる方法があります。

在宅血液透析(HHD)

HHDとは、「家庭という、医療者のいない状況下で患者自らが治療し、これを介助者が支援する」治療法です。

事前に一定期間の教育訓練を受けるなど、患者、介助者、医療者が一体となって取り組むことで、安全に治療を行えます。

習得が必要な技術には、自己穿刺、HDにまつわる一連の操作、トラブル時の対処などがあります。また、自宅でHDを行うために必要な水道の配管や、機器を置くスペースのための工事とその費用の捻出が必要です。

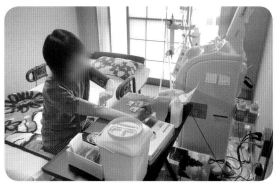

HHDは、自宅で家族などの見守りのもと、患者自身で穿刺して行う透析療法です。

CHECK!

在宅血液透析(HHD)に関して、患者や家族から聞かれる質問

Q HHDは誰でもできますか？

A 患者のほかに支援者が必要となります。そのため、HHDの適応基準をクリアした場合に導入することができます。誰でもできるわけではありません。

Q 家で透析をすることになったら、病院の受診はしなくてよいのでしょうか？

A HHDでも、1カ月に1回外来受診が必要です。

Q 家の工事にどれくらいの費用がかかりますか？

A 透析関連機器の設置に関わる準備費用として、電源容量の増量（通常数千円程度）、電源・コンセントのアース対応化（数千円～1万円程度）、透析装置専用ブレーカー（任意：1～2万円程度）、自宅透析室への給配水路整備（2～40万円程度：自宅の状況や選択する方法によって大幅に異なる）、水道の圧を調整する弁やポンプの設置（0～10万円：水圧によって異なる）がかかります。それ以外に水漏れ警報器などを希望する場合は、別途設置費用がかかります。

Q 賃貸マンションでもHHDは可能ですか？

A 可能ですが、賃貸契約をしている会社にまず確認が必要です。

腹膜透析(PD)

腹膜透析(PD)の概要

　PDは、腹腔内に透析用カテーテルを挿入して透析液を送り、生体膜である腹膜を介して、透析液と腹膜毛細血管との間で尿毒素物質や余分な水分の除去を行う治療法です（図5-9）。

　PDには、複数の種類があります（表5-5）。

図5-9　腹膜透析(PD)のしくみ

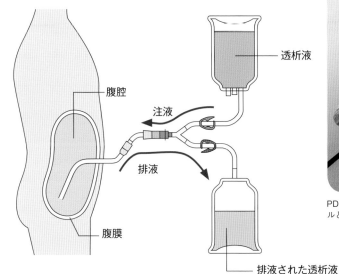

- 透析液
- 腹腔
- 注液
- 排液
- 腹膜
- 排液された透析液

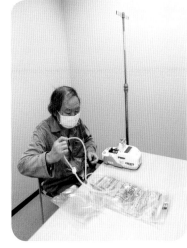

PD は、患者自身が腹腔から出ているカテーテルと透析液とを接続して行う透析療法です。

表5-5　主な腹膜透析(PD)の種類

持続携行式腹膜透析 (continuous ambulatory peritoneal dialysis：CAPD)	● 6〜8時間ごと、1日3〜5回程度、24時間持続的に行う。	
インクリメンタルPD (incremental peritoneal dialysis)	● 残存腎機能に合わせて、必要最低限のバッグ交換数で開始する。 ● 尿量、残存腎機能に合わせて透析量、回数を徐々に増やしていく方法。	
自動腹膜透析 (automated peritoneal dialysis：APD)	● 自動腹膜灌流用装置を使って、夜間の睡眠中に自動で透析液交換をする。	
	夜間腹膜透析 (nightly peritoneal dialysis：NPD)	● 夜間のみバッグ交換を行う。
	持続的周期的腹膜透析 (continuous cyclic peritoneal dialysis：CCPD)	● 夜間の治療(NPD)終了後に注液を行い、日中も治療を行う。

■出口部の設定

PDでは、腹腔内の透析液を出し入れするカテーテルの挿入が必須となります。カテーテルを挿入するにあたって、出口部を設けます（図5-10）。

図5-10　出口部の位置の例

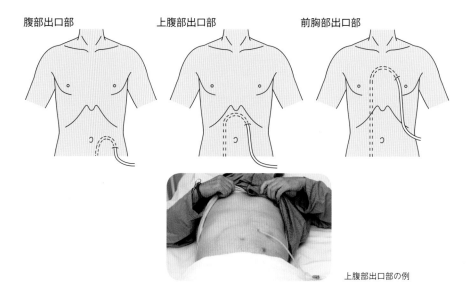

腹部出口部　　　　上腹部出口部　　　　前胸部出口部

上腹部出口部の例

出口部の位置は、手術前に患者と相談しながら決めます。しかし、24時間365日身体からカテーテルが出ている状況を患者はイメージしづらく、ボディイメージの変化を受け入れられない場合も少なくありません。出口部ケアや日常生活行動での負担が少なく、入浴スタイルなどを確認しながら、その患者に合った位置に決めます（図5-11）。

図5-11　出口部の位置選択時の確認ポイント

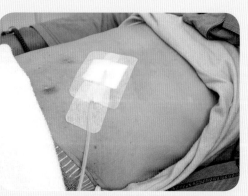

- 生活習慣、入浴の嗜好の確認、出口部の観察、ケアのしやすさなどを検討する。
- 皮膚のたるみやしわを考慮して、日ごろ行うことの多い動作や、仰臥位、座位での位置を検討する。
- 患者の移行や仕事などを考慮する。
- ベルトラインやシートベルトなど、物理的に圧迫される位置を避ける。
- 深いしわや慢性の皮膚炎のある部位は避ける。
- 手術の既往や手術創などの痕跡のある部位は避ける。

出口部の固定方法の例

COLUMN 腹膜透析（PD）に用いる物品例

　PDを行うための機器や道具は複数種類あり、各メーカーによって必要な物品や操作方法が異なります。何を使いやすいと感じるかは患者によってさまざまなので、必ず、病院にある機器や道具を見て、操作してもらい、患者に合ったものを患者自身に選んでもらえるように支援します。

　以下に2種類のメーカーによるPDに必要な標準的な物品を紹介します。

■物品例①

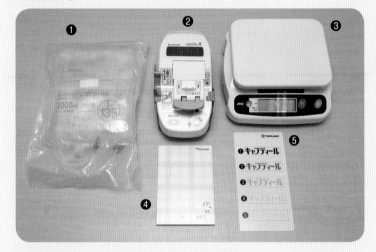

❶透析液
❷透析用デバイス
❸はかり
❹記録用ノート
❺排液確認シート

■物品例②

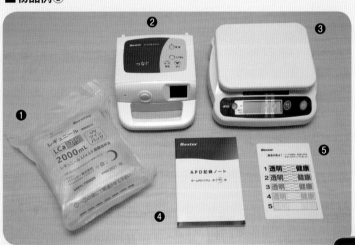

❶透析液
❷透析用デバイス
❸はかり
❹記録用ノート
❺排液確認シート

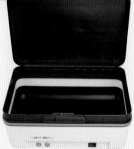

バッグ加温器
透析液を温める際に使用します

腹膜透析 (PD) 実施時の注意点

PDは、患者自身がカテーテルと透析液が入ったバッグを、衛生的に接続し、透析液の注液、排液を行う療法です。

バッグ交換の具体的な方法は、使用するデバイスによって異なります。

ここでは、すべてのデバイスに共通する実施時の注意点に絞って解説します。

■室内環境に関する注意点

バッグ交換を行う場所は、患者が行うPD治療や利便性によって、リビングや寝室などさまざまです。

しかし、どのような環境であっても、定期的に掃除がなされている、バッグ交換などの操作中にはその部屋にペットを入れない、などして、清潔に保つ必要があります (図5-12)。

求められる清潔環境の度合いは、手動操作によるバッグ交換か、デバイスを使ったバッグ交換かで異なります。通常、手動操作のほうが、より室内環境への配慮が必要となります。

患者や家族に、環境を整えなければならない理由をしっかり伝え、理解してもらったうえで実践してもらえるように関わることが大切です。

また在宅治療であるため、治療環境、大量の透析液の保管場所、排液を流す水回りなどを確認し、なるべく患者や家族の負担が少ない環境で治療ができるように、具体的な工夫点や情報提供などを行います。

図5-12　バッグ交換の環境例

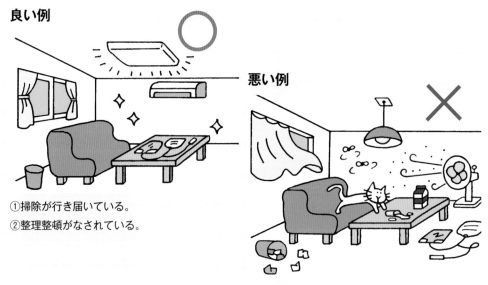

良い例

①掃除が行き届いている。
②整理整頓がなされている。

悪い例

①掃除が行き届いていない。
②ホコリがまっている。
③ペットの出入りがある。

■実施者の衛生に関する注意点

●バッグ交換前は、必ず手洗いかまたは手指消毒を行う。

●手動でバッグ交換を行う場合は、透析液とPDカテーテルを接続する際の感染予防のため、マスクの着用を忘れないようにする。

■バッグ交換に関する注意点

●バッグ交換の流れを忘れた場合は、必ずマニュアル（操作手順冊子）を確認するように伝える。基本は、マニュアルを見ながら実施し、自己流にならないことの重要性、自己流になることのリスクなどを説明する。

●接続ミスなど何かあった場合の緊急時の対応なども指導する。

腹膜透析（PD）導入後の生活のイメージ

　PDはほぼ毎日行う治療であるため、心機能や残腎機能への負担が少ないという身体的なメリットがあります。

　また、在宅で治療を行うため、通院回数が少なく（月に1〜2回程度）、自分の生活リズムに合わせて治療ができるなど、HDと比べて時間的な拘束が少ないといえます。

　PDを導入した場合の1日の生活のイメージは、図5-13のようになります。

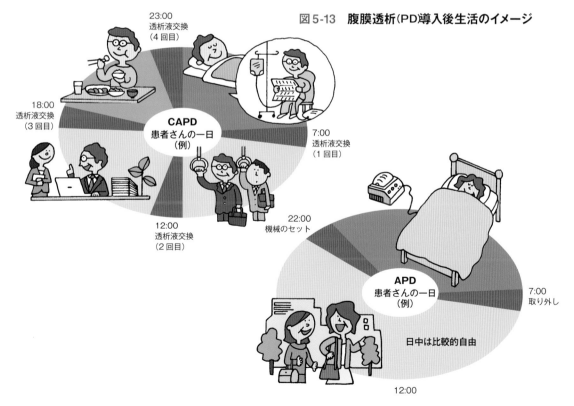

図5-13　腹膜透析(PD導入後生活のイメージ

23:00
透析液交換
（4回目）

18:00
透析液交換
（3回目）

**CAPD
患者さんの一日
（例）**

7:00
透析液交換
（1回目）

12:00
透析液交換
（2回目）

22:00
機械のセット

**APD
患者さんの一日
（例）**

7:00
取り外し

日中は比較的自由

12:00

出典:日本腎臓学会, 日本透析医学会, 日本移植学会, 日本臨床腎移植学会,
日本腹膜透析医学会編(2019)『腎不全　治療選択とその実際』p19-20.をもとに作成。

主な合併症

表5-6に代表的な合併症についてまとめました。

表5-6 腹膜透析(PD)の主な合併症

出口部・トンネル感染	不安定なカテーテルの固定などによる機械的な損傷や、消毒薬などによる化学的損傷で脆弱な移行部の構造的破綻が生じ、同部から不良肉芽が形成されて細菌の侵入が容易となり、出口部・トンネル感染へと進展すると考えられる。
腹膜炎	PD腹膜炎は、PD施行中に発症した腹膜炎の総称で、外因性と内因性に分けられる。 外因性は、主にバッグ交換時の接続ミスや透析液またはPDカテーテルの破損から微生物が腹腔内に侵入して引き起こる。内因性は、経腸管感染、経腔感染、血行感染がある。

出典：細谷龍男監修，横山啓太郎編集(2011)『腹膜透析療法マニュアル』東京医学社，p177, 189, 202, 210, 224, 226. をもとに作成。

患者の療法選択を支える情報提供

●段階的に導入するSMAP法（stepwise initiation of PD using Moncrief and Popovich technique）や一定期間注排液を行わないSPIED法（short term PD induction and education technique）など、手術の方法によって入院期間が異なる。

　従来の手術法では、治療の手技習得などに2〜3週間の入院になることが多い。

●出口部から感染するリスクもあるため、予防のために観察やケアなどの自己管理が重要である。

●残存腎機能低下時は、透析液の量やバッグ交換回数が増えるなど、治療内容が変化することがある。

腹膜透析（PD）に関して、患者や家族から聞かれる質問

Q 1回のバッグ交換時間はどれくらいかかりますか？

A 通常はPDカテーテルに接続し、排液・注液までで30分程度かかります。

Q PDをするための場所はどこがよいでしょうか？

A 基本、掃除の行き届いた部屋や寝室で行い、ペットの出入りは禁止します。
透析液の交換に必要な機器やテーブルなどが置けるスペースが確保できる場所が望ましいです。PDを手動で行う場合は、窓やドアを閉め、エアコンをいったん止めるなどして、ほこりなどに伴う落下菌でPDカテーテル接続部が感染することを防ぐ必要があります。

Q PDを行う場所は、必ず自宅でないといけませんか？

A 必ず自宅でないといけないことはありません。職場や旅行先でもPDを行うことは可能です。

Q 透析液は1回につきどれくらいの物品が届きますか？
また、どのくらいのスペース確保が必要でしょうか？

A 基本、1カ月に必要な透析液と物品が届きます。
透析液の保管には、半畳ほどのスペースが必要です。

Q どのくらいの頻度で通院する必要がありますか？

A PD治療が安定すれば、1カ月に1～2回の通院がベースとなります。

Q 旅行時の治療はどうすればよいのでしょうか？

A PDメーカーに依頼し、旅行先のホテルに透析液や機器を配送してもらうことができます。ただし、配送料がかかるため、事前にどれくらいかかるかメーカーに確認する必要があります。APDを行っている場合、海外に機器を運搬することは大変です。医師と相談し、旅行中のみ日中CAPDとするなど、1日に最小限必要となる治療回数を決めることもできます。

Q 一生PDで過ごせますか？

A 生体膜である腹膜を使って治療をしているため、腹膜には限界があります。また、残存腎機能が低下するとPD単独での治療継続は難しくなるため、ほかの療法に変更する場合もあります。また、高齢者など状況によって最期までPDで過ごされる場合もあります。

Q 性生活に問題はないですか？

A PDのカテーテルが引っ張られる、腹部を圧迫するなど何かしらの支障がない場合は、問題ないと思われます。

血液透析併用療法

血液透析併用療法の概要

　PD患者の透析不足に対し、PDとHDを組み合わせた日本独自の治療法です。1990年後半より徐々に普及してきました。

　血液透析併用療法の適応基準は、以下のとおりです (図5-14)。

図5-14　血液透析併用療法の適応基準

● 残腎機能が低下し、溶質クリアランスが不十分な場合。

● 残腎機能が低下し、限外濾過が不十分な場合。

出典：石橋由孝編著(2018)『腹膜透析・腎移植ハンドブック』
中外医学社, p31掲載表1より作成.

血液透析併用療法導入後の生活のイメージ

血液透析併用療法の実施例を以下に示します（図5-15）。

図5-15　血液透析併用療法の実施例

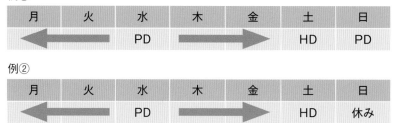

②の例のようにHDを行う日を含めて週1～2日、PDを中止し腹膜を休ませることで、PDの除水能が改善され、体液管理が可能となることがあります。また、患者の身体症状の改善が望めること、連日のPD治療にしばられていた患者にとって「PDをしなくてよい日」が確保されること、食事・体重管理が緩やかになる場合があることでQOLの改善が望めるというメリットもあります。

一方で血液透析併用療法は、シャントや出口部感染、腹膜炎など、PDとHD、2つの治療法のリスクを背負うことになるため、両治療に関する自己管理が必要です。

以下のような場合には、血液透析併用療法は中止・禁忌とされます（図5-16）。

図5-16　血液透析併用療法の中止・禁忌

● 腹膜の透過機能を評価する腹膜平衡試験（peritoneal equilibration test：PET）でHighカテゴリーの場合。

● 被囊性腹膜硬化症（encapsulation peritoneal sclerosis：EPS）が疑われる場合。

● 週2回以上のHDが必要となった場合。

CHECK!

血液透析併用療法に関して、患者や家族から聞かれる質問

Q HDは必ず週1回しないといけませんか？

A 残っている腎機能の状態にもよります。状態によっては、2週に1回のHDをされている患者もいます。病院によっても判断が異なる可能性はあります。

Q 併用になったことで、食事内容を変えないといけませんか？

A 特に食事管理内容が変わることはありません。残っている腎機能や採血データによって、必要に応じて食事などの調整を行います。

腎移植

腎移植の概要

腎移植には生体腎移植と献腎移植の2種類があります（表5-7）。

表5-7 生体腎移植と献腎移植

生体腎移植	● 親族（6親等以内の血族と配偶者および3親等以内の姻族）から腎臓を1つ提供してもらう方法。 ● ドナー（提供者）の条件（生体腎移植ガイドライン）。 ・ドナーが腎臓を提供したあとも長期間にわたり、腎機能や健康状態に支障なく、生涯にわたり末期腎不全に至らないと予想される状態であることを基本条件としている。 ・日本では、基本年齢は20歳以上70歳以下としている。
献腎移植	● 亡くなった方の腎臓を提供してもらう方法。 ● 腎臓を提供してもらうレシピエントは、日本臓器移植ネットワークに登録する必要がある（新規登録料：30,000円／年間更新料：5,000円）。 ● 日本では、献腎移植をするまでに最低でも14年の待機期間が必要。

患者は、自分の腎臓を取ったうえで、提供者（ドナー）から提供された腎臓を移植すると思いがちですが、実際は違います。手術について具体的に聞かれた場合、図5-17に描いたような簡単な内容を伝えると手術のイメージができることが多いです。

図5-17 腎移植の方法

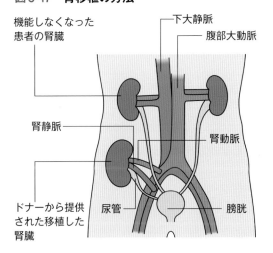

機能しなくなった患者の腎臓 / 下大静脈 / 腹部大動脈 / 腎静脈 / 腎動脈 / ドナーから提供された移植した腎臓 / 尿管 / 膀胱

腎臓の手術では、患者（提供される側。レシピエント）の腎臓は、原則残した状態で、提供者（ドナー）から提供された腎臓を、骨盤（下腹部）の左右どちらかに移植します。
その部分に走るレシピエントの腹部大動脈および下大静脈と、提供された腎臓の腎動脈・腎静脈とをつなぎ、提供された腎臓の尿管をレシピエントの膀胱につなぎます。

患者の療法選択を支える情報提供

●移植をしても、それで終わりではない。他者の臓器を体内に移植することで拒絶反応が起こるため、免疫抑制剤を永続的に内服しなければならない。移植された腎臓を長く維持できるように行う自己管理が必要である。

●移植した腎臓が廃絶すると透析を行わなければならない場合もある。

腎移植に関して、患者や家族から聞かれる質問

Q ドナーは移植後いままでどおりの生活を送って大丈夫でしょうか？

A ドナーは腎臓が１つとなるため、腎機能は２／３程度低下します。基本的な生活は、手術前とは変わりませんが、腎臓を守るために塩分制限や血圧管理、禁煙など、自己管理が必要です。また、定期的な外来受診が必要です。

Q 透析をしないで、腎移植をすることはできますか？

A できます。透析導入前に腎移植をすることを「先行的腎移植」といいます。透析を行ってから移植する場合と比べ、生着率や生存率がよいといわれます。

Q 移植後、レシピエントの感染予防はどれくらい必要ですか？

A 約１年程度は、通院する際、マスク着用を心掛けてください。

Q 移植後、レシピエントの日常生活は普通に戻れますか？

A ほとんど普通の生活に戻れますが、腎機能は健常人と同等ではありません。ドナーから提供された腎臓を守るために塩分や食事などに気をつけ、定期的な通院と免疫抑制剤の内服を継続しながらの生活を送ることになります。

Q 移植をしても、妊娠や出産は可能ですか？

A 腎移植では妊娠・出産は可能です。主治医に十分、相談してください。

Q 腎移植には、どのくらい費用がかかりますか？

A 移植に伴う手術や免疫抑制剤の費用は、総額で400〜500万円程度といわれます。術前検査など一部保険適応外のものもありますが、加入している健康保険の種類や年齢によって１〜３割の自己負担となります。手術のための入院などは、自立支援（更生）医療によって免除されます。ドナーの手術代もレシピエントの保険で免除されます。ただし、「ベッド、個室などの差額」、「食事療養費」、退院後の通院でかかる医療費は必要です。ドナーに関しては、退院後の通院などでかかる医療費は、ドナー自身の健康保険を利用することになります。

Q 助成制度はありますか？

A あります。自立支援（更生）医療と移植後の腎機能の状況によっては、身体障害者手帳の１級または３〜４級を取得することができるため、医療費の助成が受けられます。また、標準負担額限度額認定証（加入している健康保険窓口で取得）を提示してもらうことで、自己負担限度額まで支払いを抑えることができます。
「ベッド、個室などの差額」、「食事療養費」は対象外です。

Q 免疫抑制剤は、ずっと飲み続けるのですか？

A 腎移植は他人の臓器を移植することになるため、拒絶反応が必ず起こります。拒絶反応を抑制するために免疫抑制剤を一生飲み続ける必要があります。勝手に服薬をやめると体内で拒絶反応が起こり、移植した腎臓が廃絶してしまいます。

COLUMN **透析療法および腎移植に活用できる主な社会保障**

透析療法や腎移植にかかる医療費については、患者の経済的負担を軽減する公的助成制度（表5-8）があります。

表5-8 **社会保障制度の内容と窓口**

社会保障制度	内容	窓口
身体障害者手帳	● 腎不全の程度により1級または3～4級を取得することができる。 ● 身体障害者手帳の取得によって、自立支援（更生）医療の申請が可能となる。 ● 手帳の取得により、種々の福祉サービスが利用できるとともに、心身障害者福祉手当や、医療費の助成を受けられるようになる。 ● そのほか、税金の控除、バス、鉄道運賃割引など、所得や自治体によってサービスに違いがある。 ● 手帳発行まで1～2カ月かかる。	居住市区町村の障害福祉課など
特定疾病療養受療証（マル長）	● 長期にわたり高額な費用を要する特定の疾患の場合自己負担限度額を月額1万円に軽減する制度。 ● 透析導入患者は取得可能。 ● 移植患者は取得できない。 ● 透析後に移植となる場合、移植後は利用できない。	加入の健康保険（国民健康保険、各種健康保険組合など）
心身障害者医療費助成制度（マル障）	● 医療保険の自己負担分を一部助成する制度。 ● 国民健康保険や健康保険などの各種医療保険の自己負担分から一部負担金を差し引いた額を助成する。 ● 入院時食事療養・生活療養標準負担額は対象外。 ● 対象となる患者：以下すべてを満たす患者。 　・身体障害者手帳3級以上の方 　・65歳未満でマル障の申請をした方 　・所得が基準額以下の方 　・生活保護を受けていない方	居住市区町村の障害福祉課など
自立支援（更生）医療	● 指定医療機関のみで使用可能で、医療保険の自己負担額から一部負担額を引いた額を助成。 ● 身体障害者手帳を取得していることが条件。 ● 対象となる医療：腎移植、腎移植後の免疫抑制剤の内服とそれに伴う医療	居住市区町村の障害福祉課など
障害年金	● 障害によって生活に支障が出てしまった場合に支払われる年金。 ● どの障害年金を受け取れるかについては、障害の状態によって異なる。 　・障害基礎年金1・2級 　・障害厚生年金1～3級 　・障害共済年金1～3級 ● 等級によって受け取れる金額は異なる。	年金事務所もしくは年金相談センター窓口
標準負担限度額認定証	● 入院時には医療費と食事代の自己負担が必要となる。 ● 住民税非課税世帯は、入院時に「限度額適用・標準負担額減額認定証」を保険医療機関に提示することで、自己負担額が減額される。	居住市区町村の窓口

生活場面に合わせた透析療法・腎移植の比較

　患者が将来、腎代替療法を余儀なくされる場合に、患者がこれからどのような人生を送りたいと思っているのか、またライフスタイルのなかで何を大切にしているか、どのような嗜好かなどを考慮したうえで、どの治療が合うかを患者自ら納得して選択することが重要です。そのため医療者は、それぞれの腎代替療法の特徴、メリット、デメリットなどについて、生活場面を例に挙げ具体的に説明します（表5-9）。

表5-9　生活場面ごとの腎代替療法の比較

	血液透析	腹膜透析	腎移植
旅行	● 制限あり（通院透析施設の確保）	● 制限あり（透析液・機器の準備）	● 自由
スポーツ	● 自由（シャント保護）	● なるべく腹圧がかからないように	● 移植部保護以外は自由
妊娠・出産	● 困難を伴う	● 困難を伴う	● 腎機能良好なら可能
感染の注意	● 必要	● 必要	● 重要
入浴	● 透析後はシャワーが望ましい	● 腹膜カテーテルが挿入された出口部の保護が必要（シャワーは必要なし）	● 問題ない
その他のメリット	● 医学的ケアが常に提供される ● 最も日本で実績のある治療法	● 血液透析に比べて自由度が高い	● 透析による束縛からの精神的・肉体的解放
その他のデメリット	● バスキュラーアクセスの問題（閉塞・感染・出血・穿刺痛・バスキュラーアクセス作製困難） ● 除水による血圧低下など	● 腹部症状（お腹が張るなど） ● カテーテル感染・異常 ● 腹膜炎の可能性 ● 蛋白の透析液への喪失 ● 腹膜の透析膜としての寿命	● 免疫抑制剤の副作用、拒絶反応などによる腎機能低下 ● 障害・透析再導入の可能性 ● 移植腎喪失への不安

透析非導入という選択

　透析非導入は、患者の状態によって、透析治療など腎代替療法を患者や家族が選択しないものです。無理に治療をしたことで、患者や家族にとって望む生活や人生が送れない場合など、不利益になる場合があります。

　しかし、誰もが必ず迎える終末を理解し、選択することは容易ではありません。腎代替療法を見合わせるという選択肢に対しては、十分な説明と患者や家族の理解、そのつど変化する患者の状態や患者や家族の意思に沿って、繰り返し話し合いや相互理解を得ながら透析開始や見合わせの検討を支援する必要があります。

　医療者と家族が相互理解を得られやすい意思決定支援のツールとして、日本透析医学会が示した維持血液透析の開始・見合わせに関する意思決定の提言を図5-18に示します。

図5-18 **維持血液透析の開始と見合わせに関する意思決定プロセスについての提言**

提言 1 患者への適切な情報提供と患者が自己決定を行う際の支援

医療チームは患者に十分な情報を提供する
医療チームは患者から十分な情報を収集する
医療チームは患者が意思決定する過程を共有して、尊重する

提言 2 自己決定の尊重

患者が意思決定した治療とケアの方針を尊重する
現時点で判断能力がなくなっていても、判断能力があった時期に本人が記した事前指示書が存在するときには、患者が希望した治療とケアの方針を尊重する
判断能力がある患者が維持血液透析を開始する際には、事前指示書を作成する権利があることを説明する

提言 3 同意書の取得

維持血液透析の開始前に透析同意書を取得する

提言 4 維持血液透析の見合わせを検討する状況

患者の尊厳を考慮したとき、維持血液透析の見合わせも最善の治療を提供するという選択肢の一つとなりうる
維持血液透析の見合わせを検討する場合、患者ならびに家族の意思決定プロセスが適切に実施されていることが必要である
見合わせた維持血液透析は、状況に応じて開始または再開される

「維持血液透析の見合わせ」について検討する状態および状況

1）維持血液透析を安全に施行することが困難であり、患者の生命を著しく損なう危険性が高い場合
 ①生命維持が極めて困難な循環・呼吸状態などの多臓器不全や持続低血圧など、維持血液透析実施がかえって生命に危険な病態が存在
 ②維持血液透析実施のたびに、器具による抑制および薬剤による鎮静をしなければ、バスキュラーアクセスと透析回路を維持して安全に体外循環を実施できない
2）患者の全身状態が極めて不良であり、かつ「維持血液透析の見合わせ」に関して患者自身の意思が明示されている場合、または、家族が患者の意思を推定できる場合
 ①脳血管障害や頭部外傷の後遺症など、重篤な脳機能障害のために維持血液透析や療養生活に必要な理解が困難な状態
 ②悪性腫瘍などの完治不能な悪性疾患を合併しており、死が確実にせまっている状態
 ③経口摂取が不能で、人工的水分栄養補給によって生命を維持する状態を脱することが長期的に難しい状態
 ●患者ならびに家族の意思決定プロセスが適切に実施されていることが必要である
 ●医療チームが見合わせた維持血液透析は、状況に応じて開始／再開される
 ・患者の全身状態が改善し、維持血液透析を開始または再開できる場合
 ・患者および家族が維持血液透析に対する治療方針に関する自己決定を変更した場合

提言 5 維持血液透析見合わせ後のケア計画

医療チームは維持血液透析を見合わせた患者の意思を尊重したケア計画を策定し、緩和ケアを提供する

出典：日本透析医学会血液透析療法ガイドライン作成ワーキンググループ, 透析非導入と継続中止を検討するサブグループ（2014）「維持血液透析の開始と継続に関する意思決定プロセスについての提言」『日本透析医学会雑誌』47 (5)：269-285. をもとに作成。

文献
1）日本腎臓学会，日本透析医学会，日本移植学会，日本臨床腎移植学会，日本腹膜透析医学会編（2019）『腎不全　治療
選択とその実際』大阪大学院医学系研究科・先端移植基盤医療学，p7.

[Web動画付き]

これからの腎不全看護

個別的なケアを実現するための意思決定支援

2020 年 7 月 15 日　初版第 1 刷発行

[監　修] 守田美奈子・川上潤子
[発行人] 赤土正幸
[発行所] 株式会社インターメディカ

〒102-0072　東京都千代田区飯田橋 2-14-2
TEL.03-3234-9559　FAX.03-3239-3066
URL　http://www.intermedica.co.jp

[印　刷] 図書印刷株式会社

[デザイン・DTP] 真野デザイン事務所

ISBN978-4-89996-427-8
定価はカバーに表示してあります。